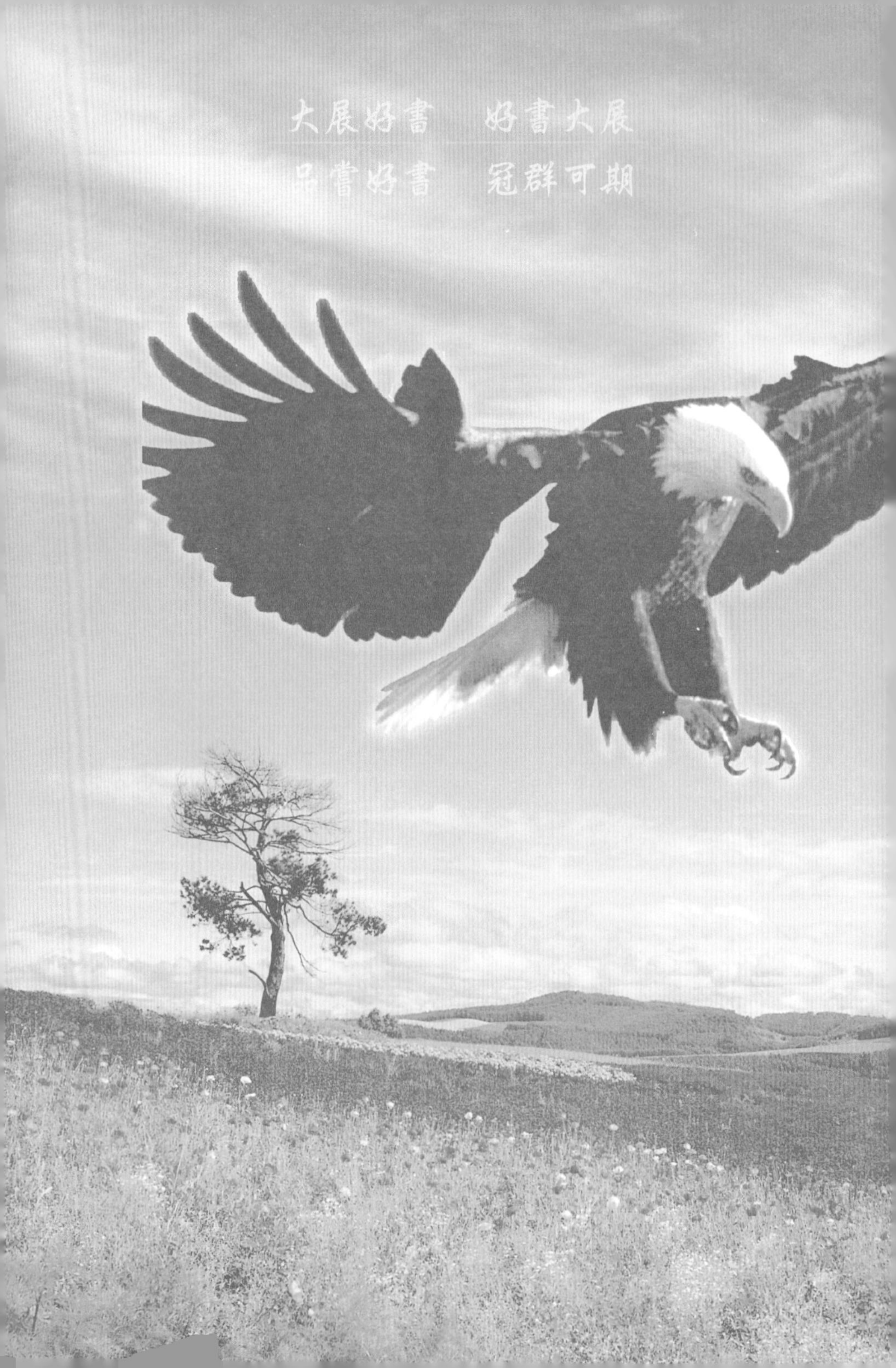

大展好書　好書大展
品嘗好書　冠群可期

大展好書　好書大展

品嘗好書　冠群可期

休閒保健叢書 14

拔罐排毒一身輕

（附VCD）

許麗 編著

品冠文化出版社

國家圖書館出版品預行編目資料

拔罐排毒一身輕 / 許　麗 編著
—初版—臺北市，品冠文化，2010【民99.03】
面；21公分—（休閒保健叢書；14）
ISBN　978-957-468-733-6（平裝）
1.拔罐
413.916　　99000255

拔罐排毒一身輕 附 VCD

編　　者／許　麗
責任編輯／倪晨涵　壽亞荷
發 行 人／蔡孟甫
出 版 者／品冠文化出版社
社　　址／台北市北投區（石牌）致遠一路2段12巷1號
電　　話／(02) 28236031・28236033・28233123
傳　　真／(02) 28272069
郵政劃撥／19346241
網　　址／www.dah-jaan.com.tw
E-mail／service@dah-jaan.com.tw
承 印 者／凌祥印刷有限公司
裝　　訂／承安裝訂有限公司
排 版 者／弘益電腦排版有限公司
授 權 者／遼寧科學技術出版社
初版1刷／2010年（民 99年） 3月
初版2刷／2014年（民103年） 7月　　定　價／330元

前　言

隨著人民生活水準的不斷提高，人們自我保健意識和能力的不斷增強，拔罐療法，這種既無不良副作用，又簡易可行的傳統自然療法，備受人們的青睞和喜愛，越來越多的人自己動手，利用簡單的玻璃罐或眞空罐治療疾病和養生保健。

拔罐療法不再是醫生的專利，它已深入千家萬戶，成爲人們日常生活中不可缺少的一部分，自己或家人偶有不適，依法拔罐，即可手到病除。

另外，隨著社會的進步、科學技術的發展，人民對健康、防病、養生的觀念也不斷更新和提高。目前，防病保健、養生延年已成爲人們生活中一種自覺的需求。正是基於這樣的理由，我們編寫了《拔罐排毒一身輕》（附贈光碟），旨在讓拔罐療法這一千古不衰的治病防病方法，更好地爲人類服務。

本書系統地介紹了有關拔罐的基本知識，包括拔罐常用工具和方法、拔罐注意事項等。重點介紹了如何由拔罐達到調整身體平衡、防病治病的方法，包括拔罐變美麗、拔罐排毒解壓、拔罐治療疾病等，有針對性地選擇了當今人們比較關注的、具有保健功效的拔罐方法，如美容祛皺、減肥減脂、消除疲勞、緩解壓力、健腦益智、提高免疫力等，同時，還介紹了應用拔罐治療效果比較好的近 40 種疾病，對這些疾病的取穴、注意事項、拔罐前後保健、療程、拔罐方法和步驟、自我調護等內容進行了詳細的介紹。

書後附有人體常用穴道。全書內容通俗、實用，圖文並茂，配有動態光碟。

由於水平有限，本書難免有不足之處，但我們希望，它能給人們一些啓迪，一些幫助，這也是我們的心願。

編著者

目　錄

拔罐全攻略

拔罐變美麗

拔罐排毒減壓

拔罐治療疾病

拔罐全攻略

拔罐療法簡述

拔罐療法，又稱「火罐療法」、「吸筒療法」，是以罐為治療工具，利用燃燒熱力或其他方法排除罐內空氣，造成負壓，使罐吸附於人體施治部位，產生溫熱刺激並造成淤血現象從而袪散邪氣，達到治病防病目的的一種療法。

它是傳統中醫常用的一種治療疾病的方法，可以袪寒除濕、疏通經絡、袪除淤滯、行氣活血、消腫止痛、拔毒瀉

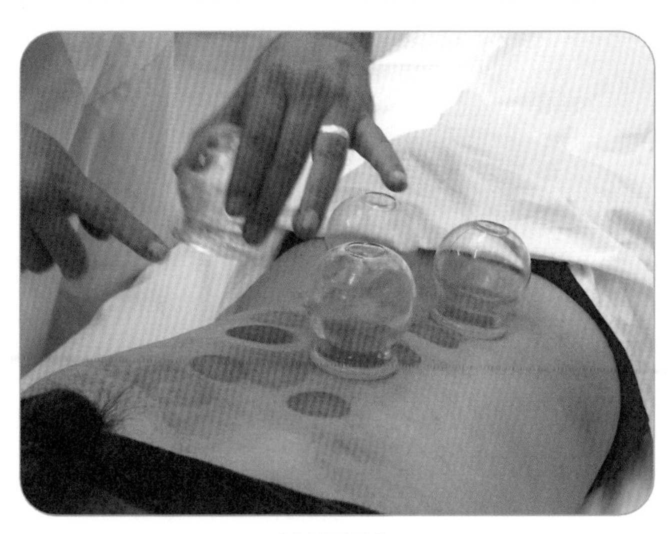

拔罐療法

熱，具有調整人體的陰陽平衡，解除疲勞、增強體質的功能，從而達到扶正袪邪，治癒疾病的目的。所以，許多疾病都可以採用拔罐進行治療。

拔罐常用工具與方法

拔罐的工具非常簡單，但種類繁多，有玻璃罐、陶瓷罐、竹罐、橡膠罐、真空抽氣罐等，甚至家中的罐頭瓶也可以用於拔罐。

臨床中用得較多的是玻璃罐、陶瓷罐、竹罐，而橡膠罐和真空抽氣罐在家庭中用得較多，橡膠罐使用方便，用手一捏，即可嘬住，不管你是否懂醫，非常容易掌握，只要明白哪裡痛就拔哪裡即可。但它沒有用火，少了一個重要的環節，效果就要差一些，所以醫院一般不用這種。真空抽氣罐目前使用較多，也很方便，可以在藥店裏買到，拔罐效果也很好。

拔罐療法中的另一個工具就是探子或叫火把。可用一截較粗的鉛絲，一頭彎成圓圈狀，易於用手握住，另一頭纏上棉花及紗布，用來蘸酒精、點火。

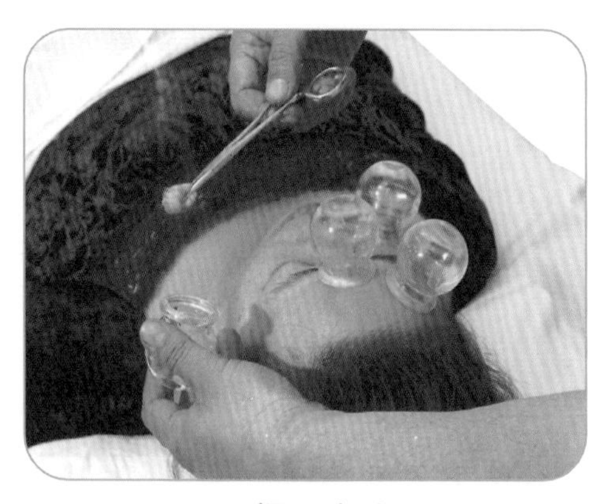

點探子方法

拔罐的方法很多，主要有四種：拔罐、閃罐、走罐、放血拔罐。

拔　罐

是最簡單最基本的方法。一般用一隻手持罐，另一隻手拿已點著火的探子，將著火的探子在罐中晃上幾晃後，撤出，將罐迅速放在要治療的部位，然後用手輕輕拔一拔罐子，看是否嘬上了。

【注意】不要將探子上的酒精抹在罐子口上，也不要將探子上的酒精滴落在病人的皮膚上，否則，將會燙傷病人。

閃　罐

就是將已拔上的罐子，迅速取下，然後再拔、再取下，反覆多次。閃罐法多用於虛寒證，或肌肉萎縮，或需重點刺激的穴位。

【注意】罐子在反覆閃拔中，罐子本身的溫度也在迅速升高，故應備有多個罐子，交替使用，以防燙傷皮膚。

走　罐

是指在罐子拔上以後，用一隻手或兩隻手抓住罐子，微微上提，推拉罐體在患者的皮膚上移動。可以向一個方向移動，也可以來回移動。所以說，走罐不是作用於一個穴位，而是作用了數個穴位，一部分或一段經絡。如後背的膀胱經，就是經常走罐的部位。

【注意】走罐前要在欲走罐的部位或罐子口塗抹一些潤滑劑，如甘油、液狀石蠟、刮痧油等，以防止走罐時拉傷皮膚。走罐，常用於後背酸痛、發涼、頭暈、感冒等。

放血拔罐

是指在選定的穴位上或膿腫處，用三棱針紮上幾針，再在上面拔罐。體內的淤血、膿血會沿著針眼流出。

【注意】起罐後應做好消毒工作。本法一般用於發熱、熱毒引起的疾病。

起罐時可用一隻手拿著罐子稍微向一方傾斜並輕輕向下按壓，另一隻手則在火罐傾斜的對方火罐口附近肌肉上，用手指緩緩按壓，使罐子和皮膚之間形成一個空隙，讓空氣由空隙進入罐裏，吸力就會逐漸消失，火罐就會自然脫落下來。避免強力取下，以防損害皮膚。

拔罐須知

1. 患者要有舒適的體位，應根據不同部位選擇不同口徑的火罐，因人而異，因部位而異。注意選擇肌肉豐滿，富有彈性，沒有毛髮、骨骼和關節凹凸部位，以防掉罐。心前區、皮膚細嫩處、皮膚破損處、皮膚瘢痕處、乳頭、骨突出處均不宜拔罐。

2. 拔罐時火力要足，罐口靠近拔罐的部位，操作要迅速輕巧，做到穩、準、快，才能將大罐拔緊，否則不能產生療效。

3.不要將燃燒的酒精滴落在病人的身上，避免燙傷，過熱的罐子勤更換。

4.同一部位不能天天拔，在拔罐的舊痕未消退前，不可再拔罐。

5.拔上火罐後，要詢問病人感覺怎樣，如果病人感覺緊、灼痛、難受，可能是吸拔的力量過大，應立即起罐。如有暈罐等情況，應及時處理。暈罐，常表現為頭暈眼花、心煩欲吐、面色蒼白、冷汗淋漓、呼吸緊促、心跳加快等，此時，應迅速將罐取下，讓患者躺於床上，喝些熱開水，稍重者可指壓或針刺十宣、人中，並平躺休息 15 分鐘以上。

6. 起罐時，手法要輕緩，以手抵住罐邊肌肉按壓一下使氣漏入，罐子自然脫落。不可以強拉或旋轉。

7. 拔罐以後，如果發生水疱，可能與拔罐的時間過長或患的疾病是風濕、水腫等有關。發生水疱並不完全是壞事，臨床上有時故意採用發疱療法。如果發生水疱了，可在常規碘酒和酒精消毒後，用注射器在水疱的邊緣刺入，將水抽出來，然後塗以紫藥水或燙傷膏即可。如果為了預防感染或者出現了感染，可服用抗菌藥物。

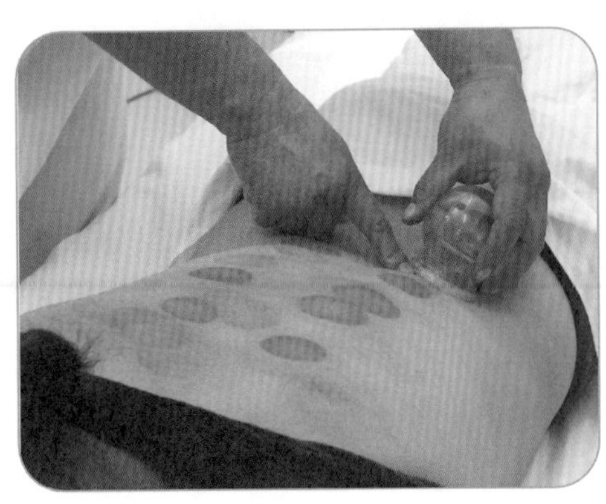

起　罐

拔罐變美麗

祛黃褐斑

取穴

氣海、腎俞（雙）、肝俞（雙）。

注意事項

以綜合療法效果較佳。

拔罐前後保健

需飲水或橙汁 500 毫升。

拔罐療程

每日或隔日治療 1 次，7 次為 1 個療程。必要時，休息 1～3 日，再行第 2 個療程。

拔罐方法與步驟

有條件的，可採用針刺後拔罐法。先用毫針平補平瀉法針刺，得氣後不留針。起針後，用閃火法拔罐 10～15 分鐘。起罐後，再用艾條溫灸 5～10 分鐘，同時，再用毫針刺迎香（雙），留針 15～30 分鐘；艾炷灸患部中央 3～7 壯（無瘢痕灸），也可直接用真空罐拔罐 20 分鐘。

自我調護

避免太陽光直曬，不要濫用藥物塗面，保持心情愉快。

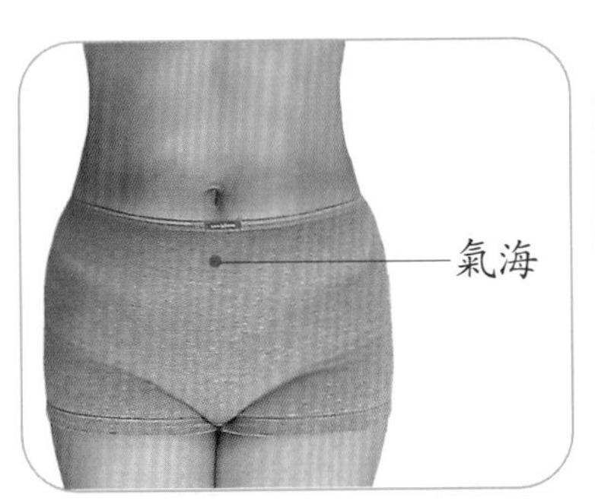

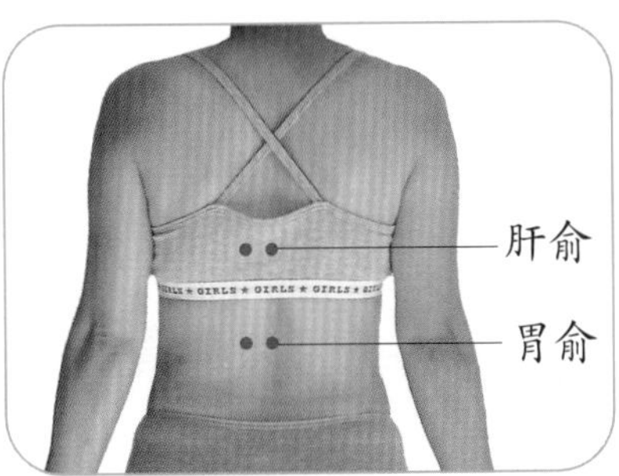

黃褐斑取穴

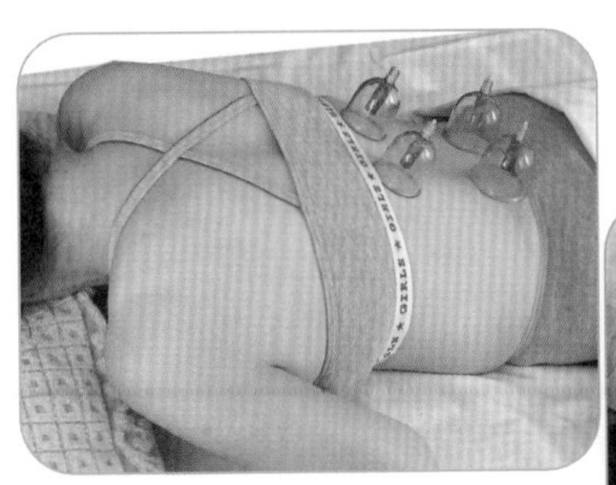

拔肝俞、腎俞

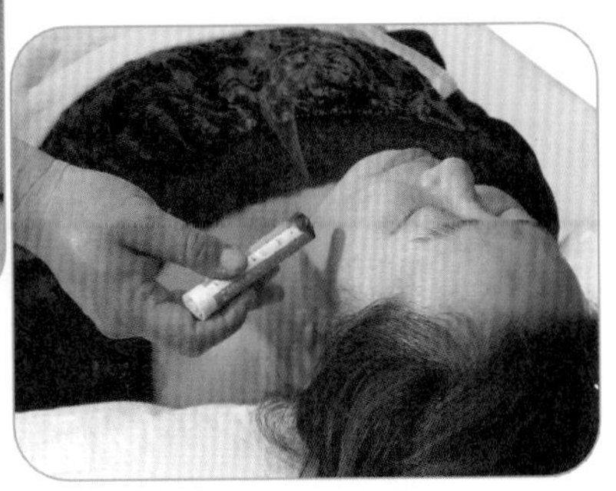

艾灸臉上斑

消除雀斑

取穴

迎香、印堂、巨闕、合谷、足三里、三陰交。

注意事項

可配合耳針療法，取內分泌、面頰、交感、腎上腺，雙耳埋針或壓藥丸，隔週1次。

拔罐前後保健

需飲水或橙汁500毫升。

拔罐療程

每日治療1次，15次為1個療程。

拔罐方法與步驟

1. 在患者欲拔罐的穴位上塗上按摩乳或凡士林。

2. 選擇大小適宜的火罐或真空罐，吸拔於迎香、印堂、巨闕、合谷、足三里、三陰交穴，留罐10～15分鐘。

自我調護

避免日光照射，春夏外出時應戴帽，塗防曬霜，不宜濫用外塗藥物。

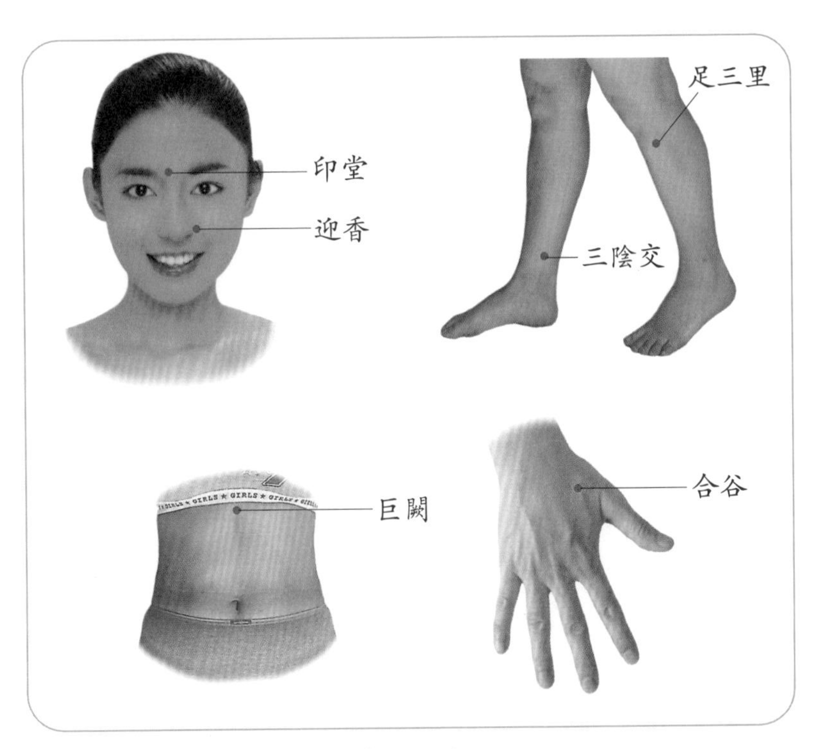

雀斑取穴

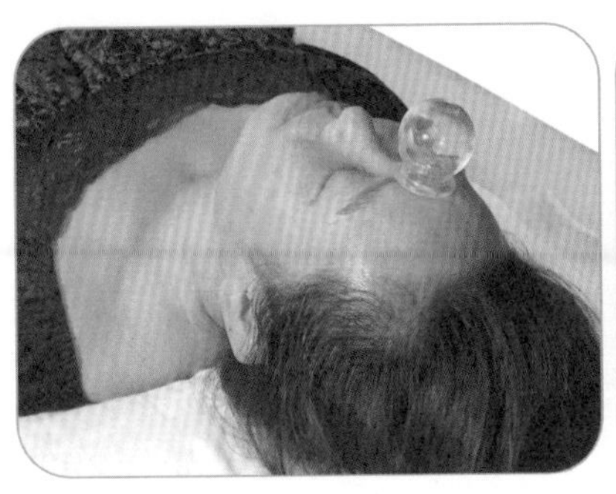

拔印堂

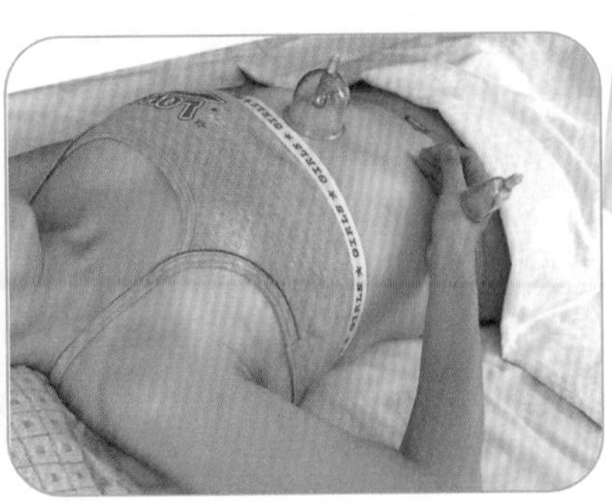

拔巨闕、合谷

祛靑春痘、粉刺

取穴

常用穴：大椎、至陽。

備用穴：耳背溝、熱點、胃。

注意事項

宜將拔罐與耳壓、挑刺方法結合進行。

拔罐前後保健

需飲水或橙汁 500 毫升。

拔罐療程

隔日治療 1 次，10 次為 1 個療程，療程間隔 5～7 天。

拔罐方法與步驟

常用穴：以三棱針或皮膚針叩刺數下，然後拔罐 20 分鐘，起罐。

備用穴：用三棱針刺血，擠血數滴，每次選 1～2 穴。

自我調護

注意保持清潔，對粉刺切勿擠壓，按壓或摩擦，少吃刺激性、高脂食物，勿用熱水洗燙患處。

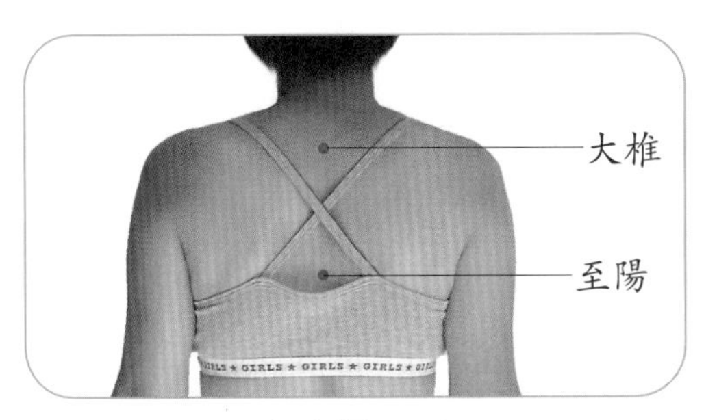

粉刺取穴 1

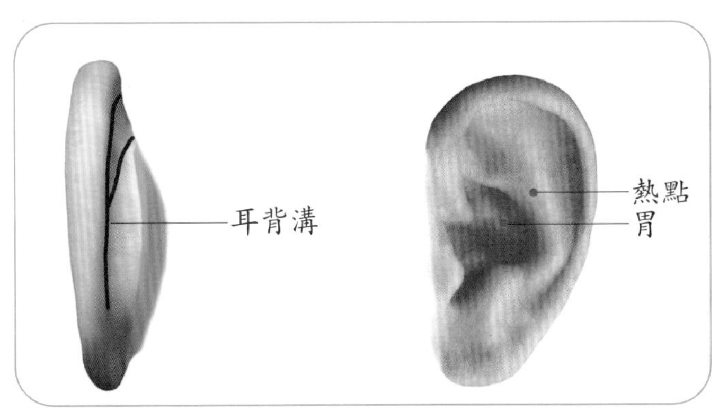

粉刺取穴 2

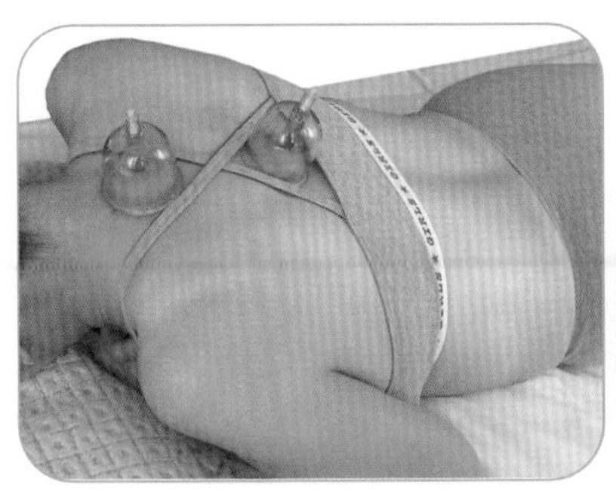

拔大椎、至陽

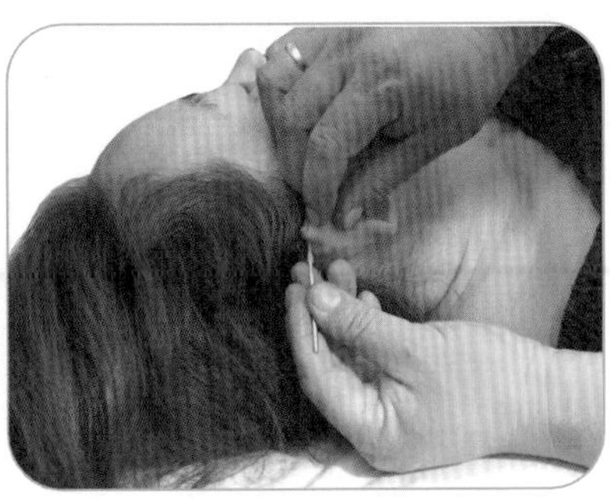

刺耳背溝

除額頭紋

取穴
印堂、陽白、太陽、中脘、合谷、曲池、足三里。

注意事項
每天可輔助按摩上述穴位，效果更佳。

拔罐前後保健
需飲水或橙汁 500 毫升。

拔罐療程
每日治療 1 次，15 次為 1 個療程。

拔罐方法與步驟
1.在患者欲拔罐的穴位上塗按摩乳或凡士林。

2.選擇大小適宜的火罐或真空罐，吸拔於印堂、陽白、太陽、中脘、合谷、曲池、足三里穴，留罐 10～15 分鐘。

自我調護
注意防曬，少做抬頭動作，保持飲食平衡，每天喝 6～8 杯水，生活有規律，睡眠充足。

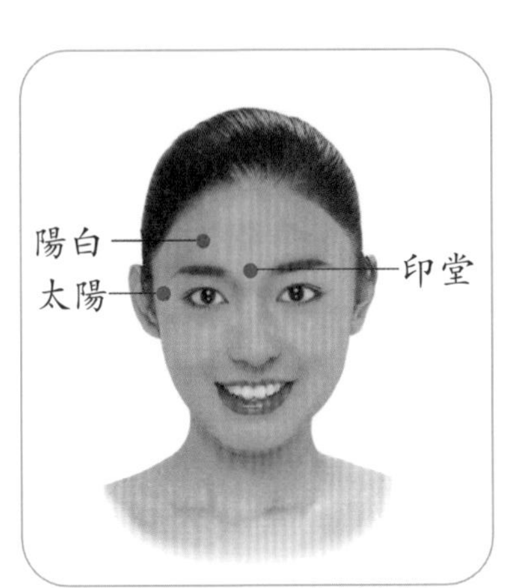

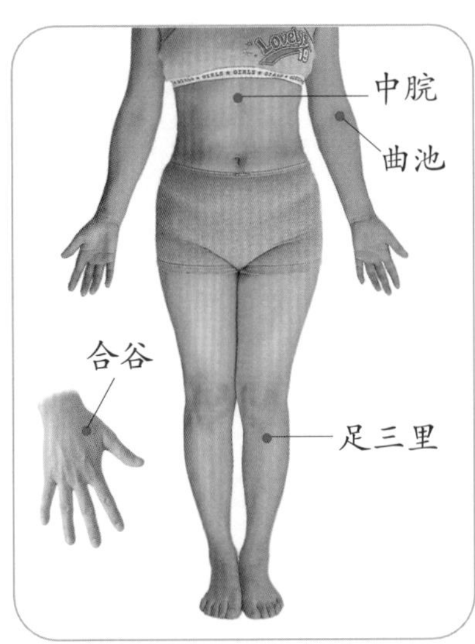

額紋取穴

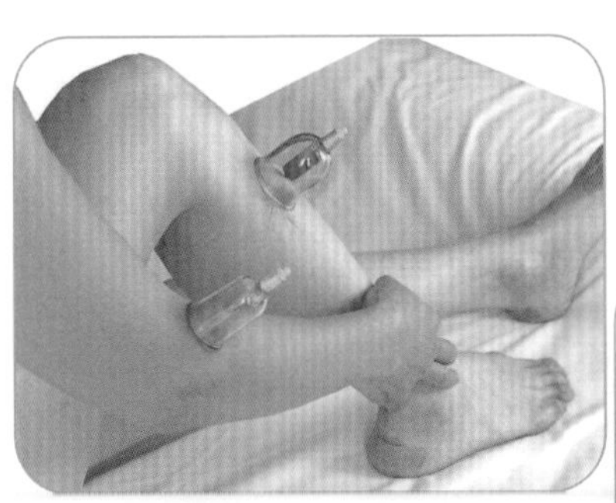

拔曲池、足三里

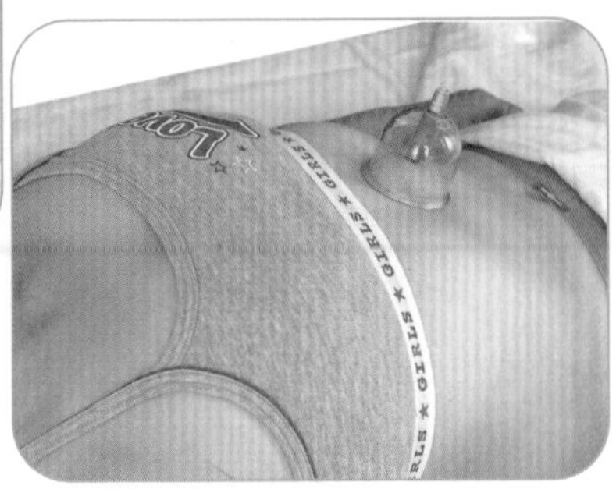

拔中脘

除鼻唇溝紋

取穴

顴髎、頰車、地倉、中脘、合谷、曲池、足三里。

注意事項

每天可輔助按摩上述穴位，效果更佳。

拔罐前後保健

需飲水或橙汁 500 毫升。

拔罐療程

每日治療 1 次，15 次為 1 個療程。

拔罐方法與步驟

1.在患者欲拔罐的穴位上塗按摩乳或凡士林。

2.選擇大小適宜的火罐或真空罐，吸拔於顴髎、頰車、地倉、中脘、合谷、曲池、足三里穴，留罐 10～15 分鐘。

自我調護

注意防曬，經常運動，多呼吸新鮮空氣，每天喝 6～8 杯水，生活有規律，睡眠充足。

注意保持清潔，對粉刺切勿擠壓，按壓或摩擦，少吃刺激性、高脂食物，勿用熱水洗燙患處。

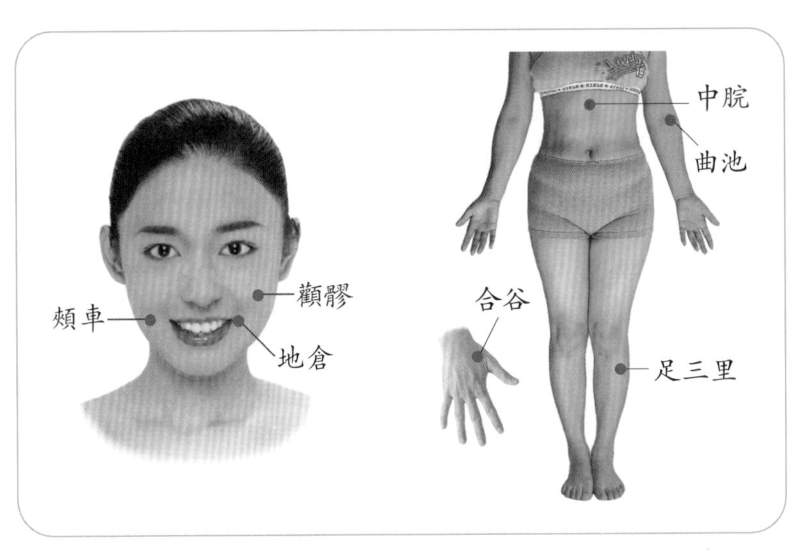

鼻唇溝紋取穴

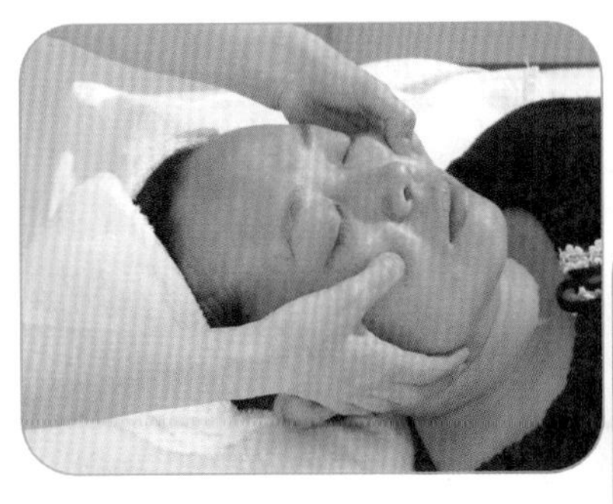

按摩顴髎

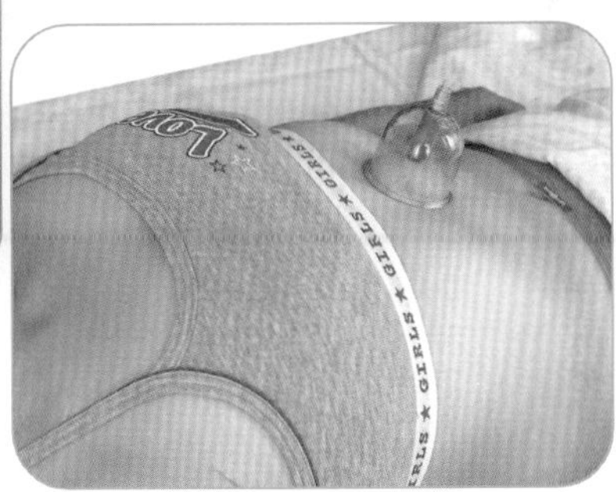

拔中脘

減少魚尾紋

取穴

印堂、陽白、太陽、四白。

注意事項

每晚睡前塗眼部保養品，同時用中指或無名指指腹進行按摩，上眼瞼從眼頭往眼尾方向輕推，下眼瞼從眼尾往眼頭方向輕推。

拔罐前後保健

需飲水或橙汁 500 毫升。

拔罐療程

每日治療 1 次，15 次為 1 個療程。

拔罐方法與步驟

1. 在患者欲拔罐的穴位上塗按摩乳或凡士林。

2. 選擇大小適宜的火罐或真空罐，吸拔於印堂、陽白、太陽、四白穴，留罐 10～15 分鐘。

自我調護

睡眠充足，切忌熬夜；平時多喝水，睡前避免大量飲水；勿養成眯、眨、擠眼睛的習慣；避免陽光直接照射；保持樂觀情緒。

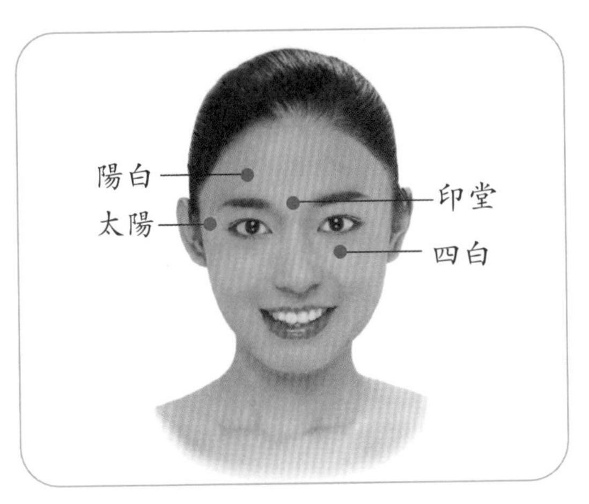

魚尾紋取穴

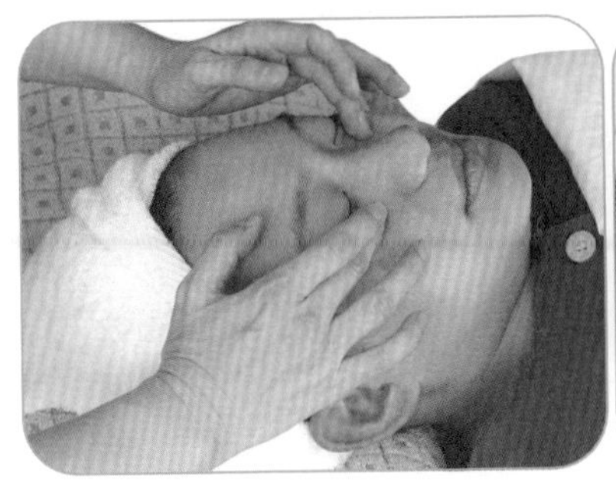

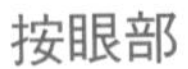
按眼部

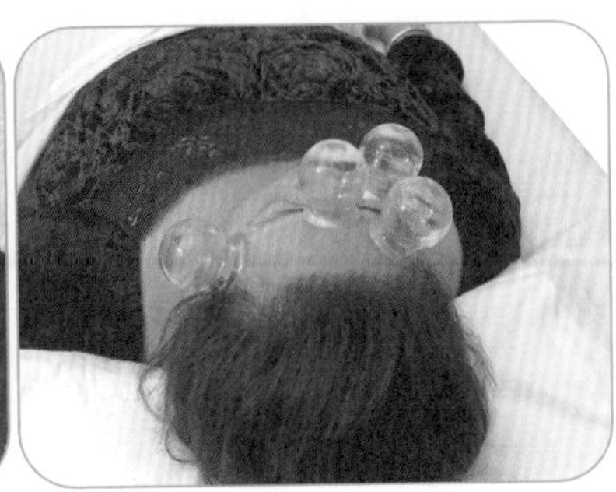

拔面上穴位

除黑眼圈

取穴
印堂、陽白、顴髎、四白、球後、瞳子髎。

注意事項
可用喝剩的紅茶包每晚睡前敷眼 20～30 分鐘。

拔罐前後保健
需飲水或橙汁 500 毫升。

拔罐療程
每日治療 1 次，15 次為 1 療程。

拔罐方法與步驟
1. 在患者欲拔罐的穴位上塗上按摩乳或凡士林。

2. 選擇大小適宜的火罐或真空罐，吸拔於印堂、陽白、顴髎、四白、球後、瞳子髎穴，留罐 10～15 分鐘。

自我調護
保持充足的睡眠及正確的仰臥睡姿；勿攝入過鹹和刺激性過大的食物，勿過多抽菸、喝酒；溫和熱敷；徹底卸裝。

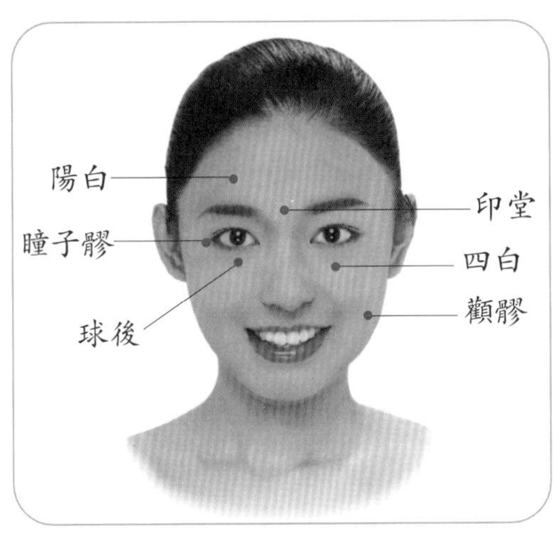

黑眼圈取穴

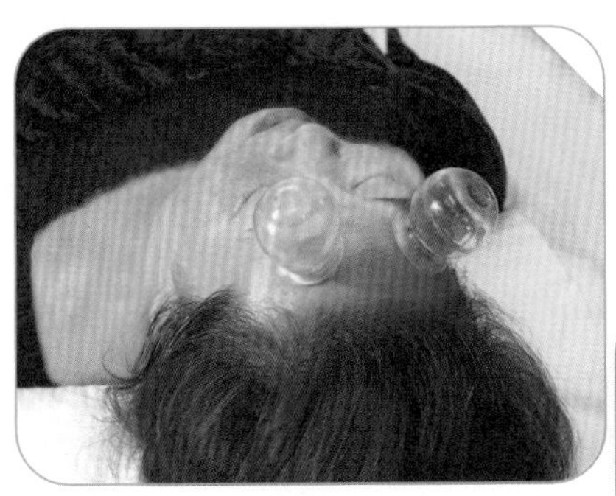

拔陽白

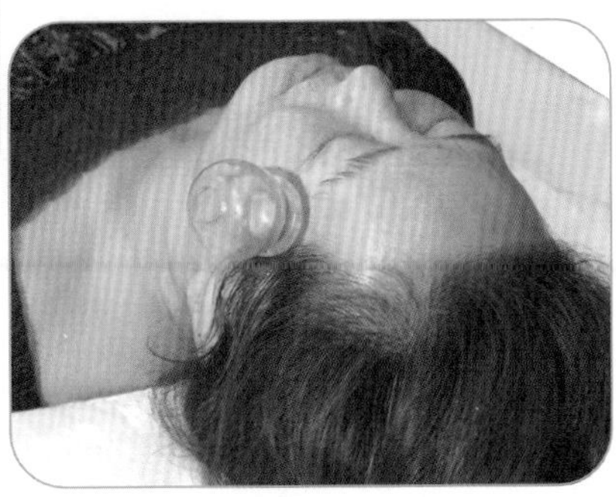

拔瞳子髎

祛眼袋

取穴
四白、腎俞、心俞、脾俞、足三里、三陰交。

注意事項
可用喝剩的紅茶包每晚睡前敷眼 20～30 分鐘。

拔罐前後保健
需飲水或橙汁 500 毫升。

拔罐療程
每日治療 1 次，15 次為 1 個療程。

拔罐方法與步驟
1. 在患者欲拔罐的穴位上塗按摩乳或凡士林。

2. 選擇大小適宜的火罐或真空罐，吸拔於四白、腎俞、心俞、脾俞、足三里、三陰交穴，留罐 10～15 分鐘。

自我調護
保持充足的睡眠及正確的仰臥睡姿；勿攝入過鹹和刺激性過大的食物；勿過多抽菸、喝酒；溫和熱敷；徹底卸裝。

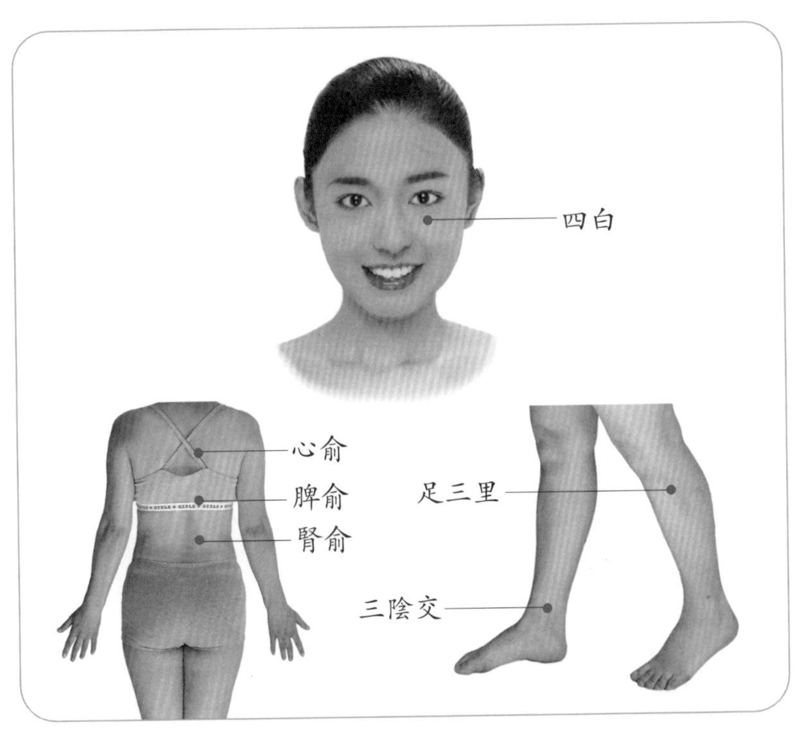

眼袋取穴

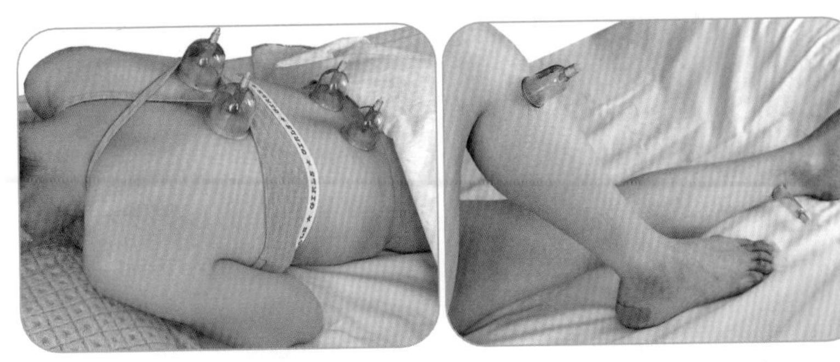

拔心兪、腎兪

拔足三里、三陰交

消除眼圈腫

取穴

攢竹、太陽、四白、球後。

注意事項

早晨起來採用熱敷、冷敷交替的方法各做 8 次。

拔罐前後保健

需飲水或橙汁 500 毫升。

拔罐療程

每日治療 1 次，15 次為 1 個療程。

拔罐方法與步驟

1. 在患者欲拔罐的穴位上塗按摩乳或凡士林。

2. 選擇大小適宜的火罐或真空罐，吸拔於攢竹、太陽、四白、球後穴，留罐 10～15 分鐘。

自我調護

睡眠不足，最容易在起床後出現眼部水腫，但一般兩三小時後便會消失，盡量減少熬夜，飲食不宜過鹹。

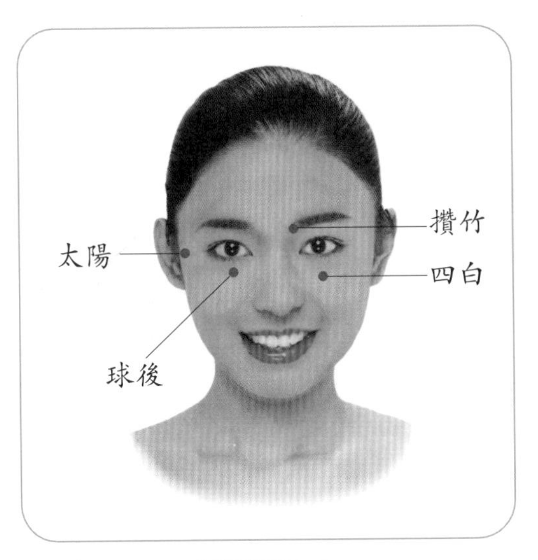

眼圈腫取穴

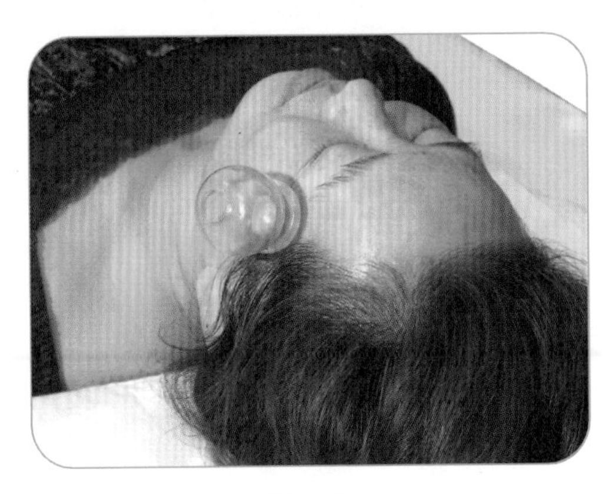

拔太陽

緩解皮膚粗糙

取穴
中脘、腎俞、神門。

注意事項
每天可輔助按摩上述穴位各 60 下。

拔罐前後保健
需飲水或橙汁 500 毫升。

拔罐療程
每日治療 1 次，15 次為 1 個療程。

拔罐方法與步驟
1. 在患者欲拔罐的穴位上塗按摩乳或凡士林。

2. 選擇大小適宜的火罐或真空罐，吸拔於中脘、腎俞、神門穴，留罐 10～15 分鐘。

自我調護
經常活動，伸展背部，注意飲食結構，多吃低脂肪、有營養的食物，加強鍛鍊。

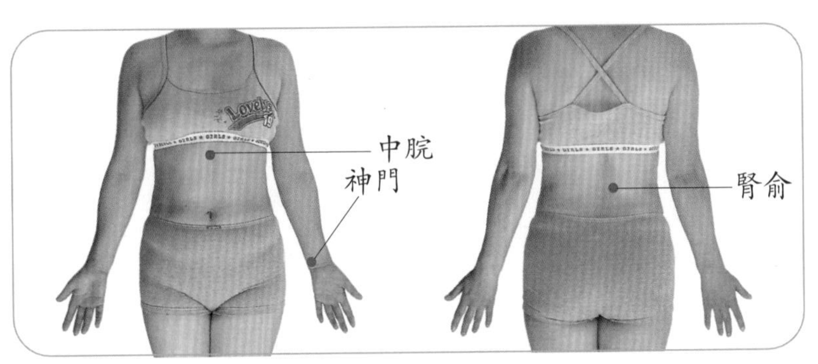

皮膚粗糙取穴

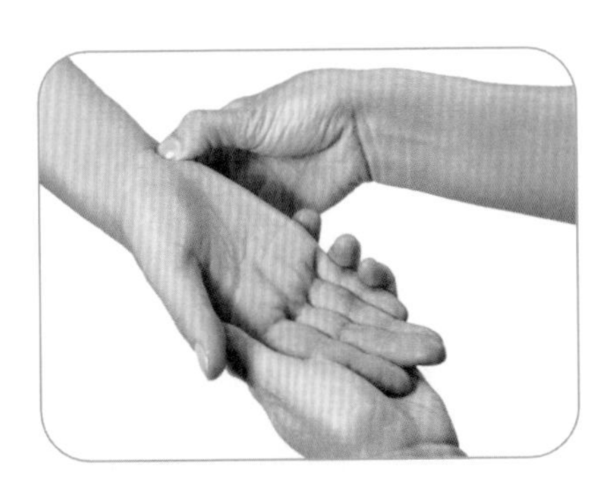

按神門

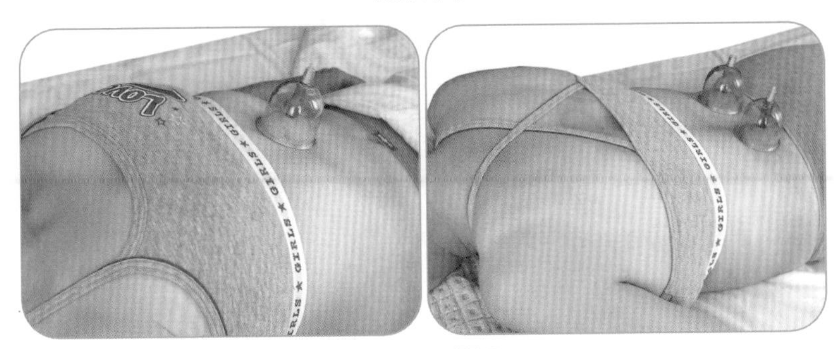

拔中脘、腎俞

烏髮潤髮

取穴

雙側肺俞、腎俞、足三里、血海、靈墟、膻中。

注意事項

平常經常用十指由頭部前髮際向後做梳頭式按摩 30 次，用手指輕輕叩擊頭皮，並配合點揉太陽穴、攢竹、魚腰、絲竹空、百會、四神聰、頭維、率谷、風池、印堂等穴。

拔罐前後保健

需飲水或橙汁 500 毫升。

拔罐療程

每日治療 1 次，15 次為 1 個療程。

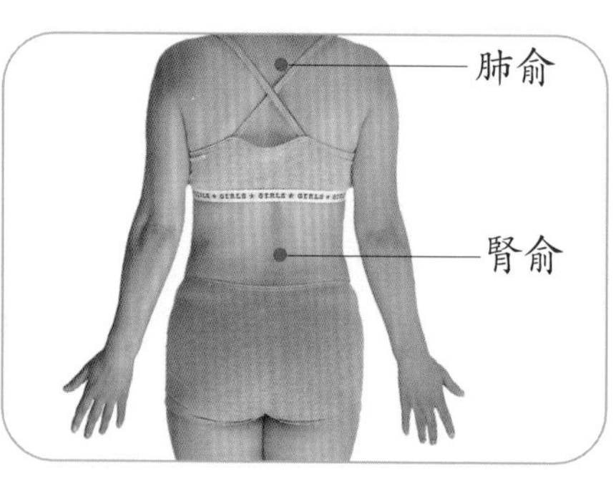

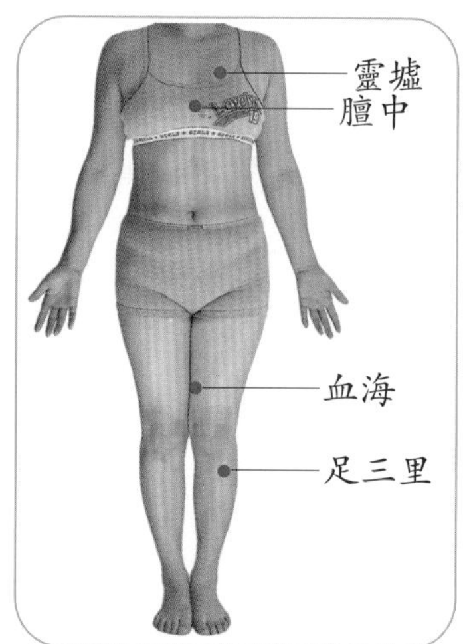

烏髮取穴

拔罐方法與步驟

1. 在患者欲拔罐的穴位上塗按摩乳或凡士林。

2. 選擇大小適宜的火罐或真空罐，仰臥位，吸拔足三里、血海、靈墟及膻中穴，留罐10～15分鐘。然後俯臥位，將罐吸拔於背部肺俞、腎俞，來回走罐數次，走罐時手法宜輕，直至局部皮膚潮紅，再將火罐吸拔腎俞穴，留罐10分鐘。

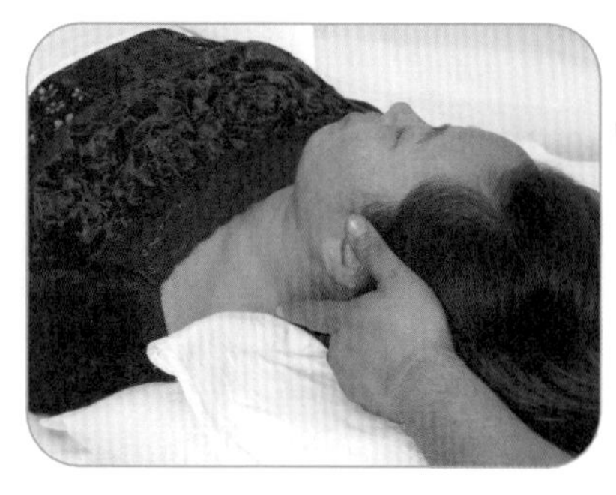

按風池

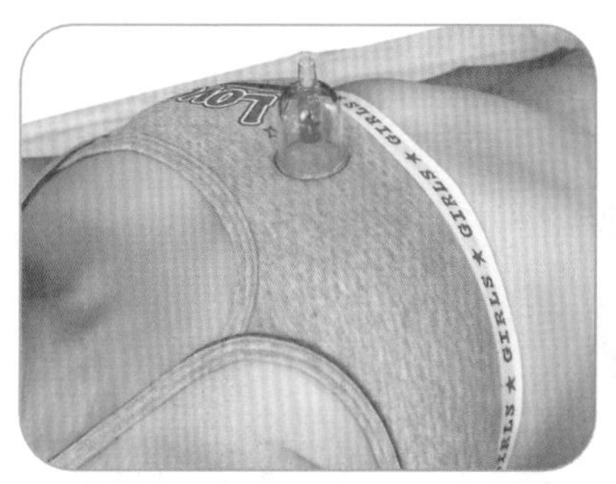

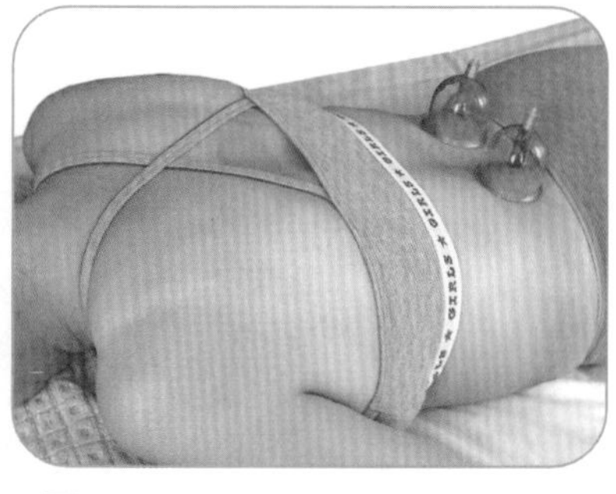

拔膻中、腎兪

自我調護

保持心情舒暢，工作要勞逸結合，積極參加體育鍛鍊。同時，注意飲食營養，多吃高蛋白、粗糧、綠色蔬菜、動物肝臟、芝麻、核桃及花生等食物。

生髮固髮

取穴

中脘、天樞、足三里、三陰交、百會、頭維、神庭、風池。

注意事項

可配合在脫髮區用梅花針點刺。

拔罐前後保健

需飲水或橙汁 500 毫升。

拔罐療程

每日治療 1 次，15 次為 1 療程。

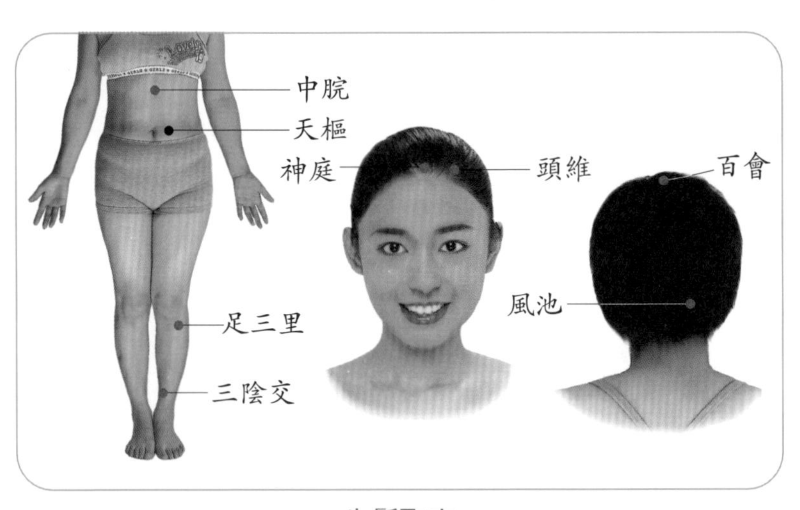

生髮取穴

拔罐方法與步驟

1. 在患者欲拔罐的穴位上塗上按摩乳或凡士林。

2. 選擇大小適宜的火罐或真空罐，仰臥位，吸拔於中脘、天樞、足三里、三陰交穴，留罐 10～15 分鐘。然後指揉三陰交、百會、頭維、神庭、風池穴各 60 下，同時十指併攏，從前髮際開始，在頭皮上從前向後來回交錯揉動 20 次。

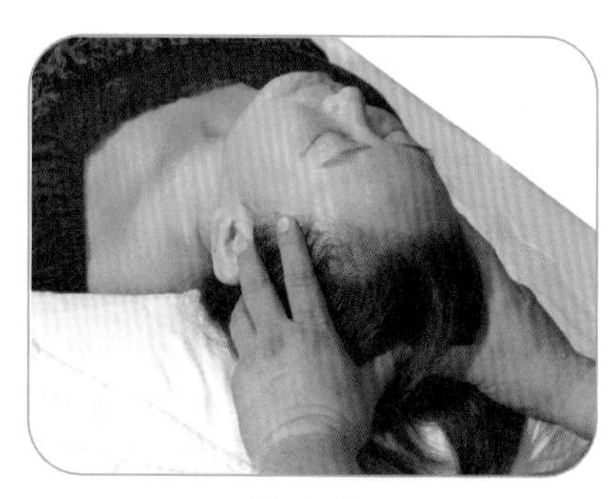

按百會

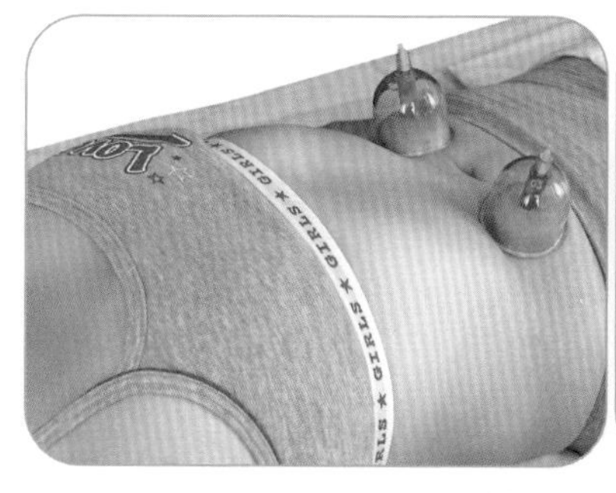

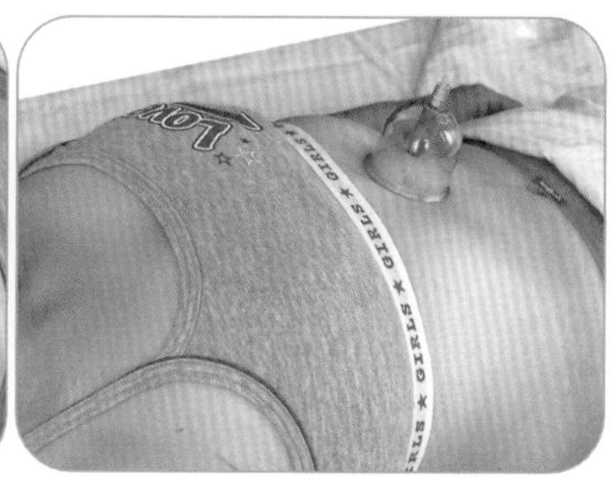

拔天樞、中脘

自我調護

勤於梳頭和洗頭，選擇溫和的洗髮劑，合理飲食並多食黑芝麻，減輕精神壓力。

治療斑禿

取穴

病變部位、脾俞、中脘。

注意事項

平時可進行自我按摩頭皮，兩手五指分開，用十個指頭沿髮先由前額向後腦稍加用力梳理數次，再從頭頂正中往兩側鬢角向後腦部梳理，使頭皮血液流通，雙手五指按壓頭部皮膚，食指或拇指點按太陽、風池、風府穴，再用雙手輕輕叩打頭部皮膚。

拔罐前後保健

需飲水或橙汁 500 毫升。

拔罐療程

隔日治療 1 次，10 次為 1 個療程。

拔罐方法與步驟

1.在患者欲拔罐的穴位上塗按摩乳或凡士林。

2.病變部位先用梅花針叩刺，之後用鮮薑片擦之。然後選擇大小適宜的火罐或真空罐，用旋轉移動法拔罐至皮膚充血、發紅；脾俞、中脘穴用單純拔罐法，留罐 15～20 分鐘，起罐後，均用艾條溫灸 5～10 分鐘。

自我調護

首先要解除精神負擔，遇事不怒，保持充分的睡眠，同時還要積極地糾正內分泌功能及去除感染病灶，保證充足的睡眠，平時可口服維生素 B 群藥物，可預防斑禿。

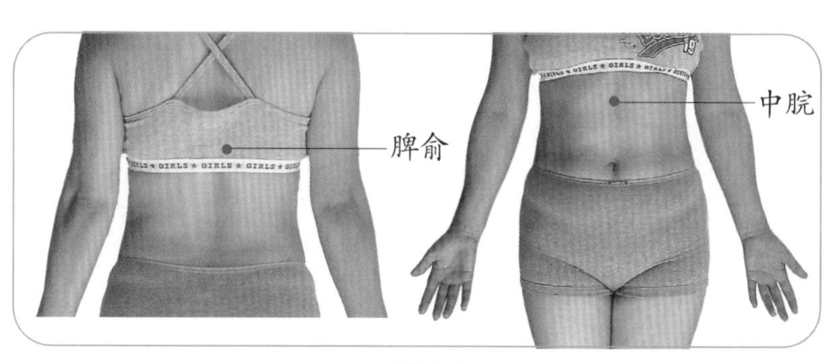

斑禿取穴

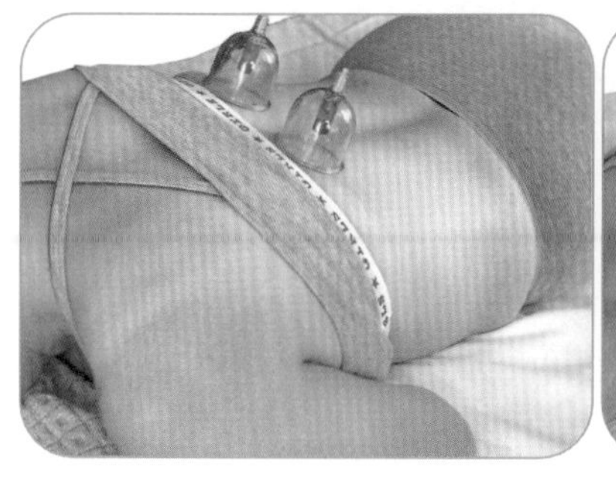
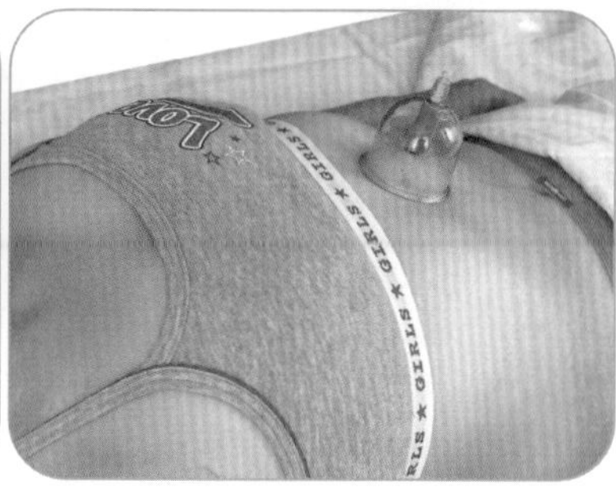

拔脾兪、中脘

掉髮過多

取穴

百會、天柱、腎俞、中脘、關元、太谿、陽池。

注意事項

平時可用手掌輕敲整個頭皮，接著用指尖輕輕摩擦頭部，最後指尖稍微用力，搓揉頭皮。

拔罐前後保健

需飲水或橙汁 500 毫升。

拔罐療程

每日治療 1 次，15 次為 1 個療程。

拔罐方法與步驟

1. 在患者欲拔罐的穴位上塗按摩乳或凡士林。

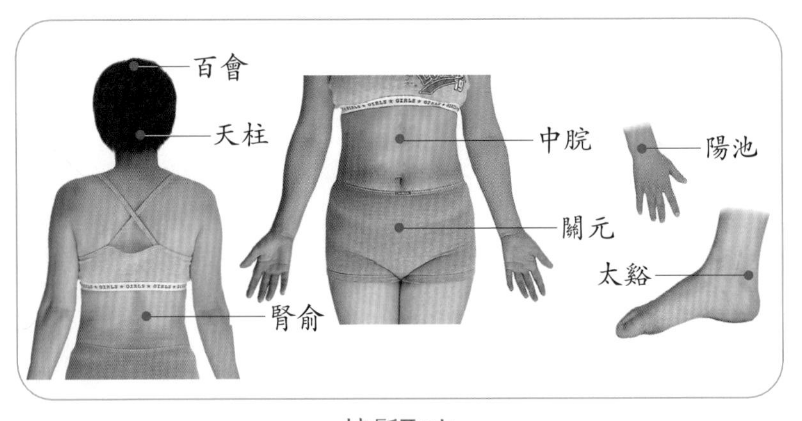

掉髮取穴

2. 選擇大小適宜的火罐或真空罐，仰臥位，吸拔於中脘、關元、太谿、陽池穴，留罐 10～15 分鐘。然後俯臥位，將罐吸拔於天柱、腎俞穴，留罐 10～15 分鐘。

自我調護

不用尼龍梳子和頭刷，不用脫脂性強或鹼性洗髮劑，戒菸、戒酒，消除精神壓抑感。常食黃豆可預防掉髮。

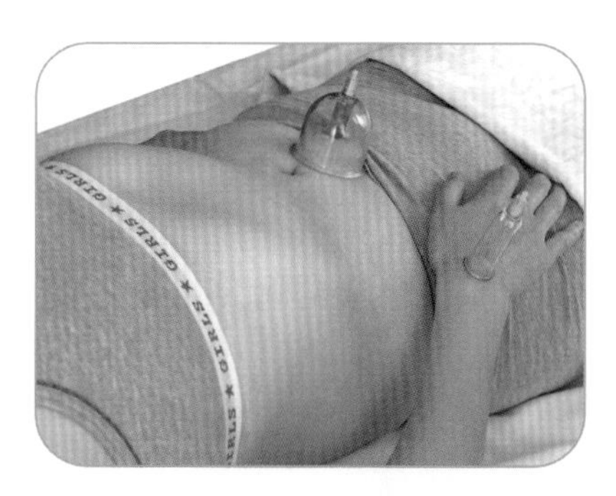

拔關元、陽池

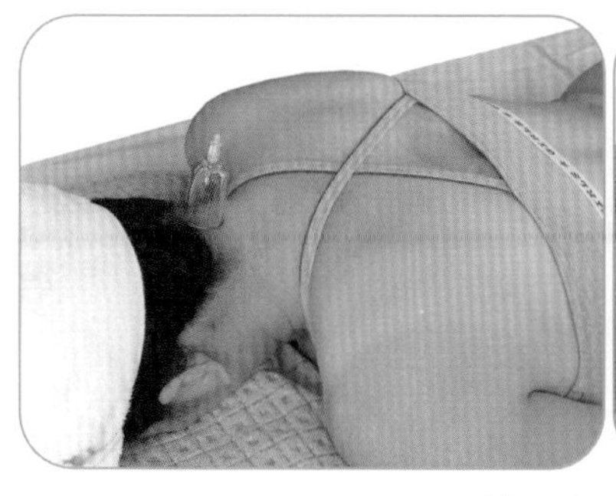

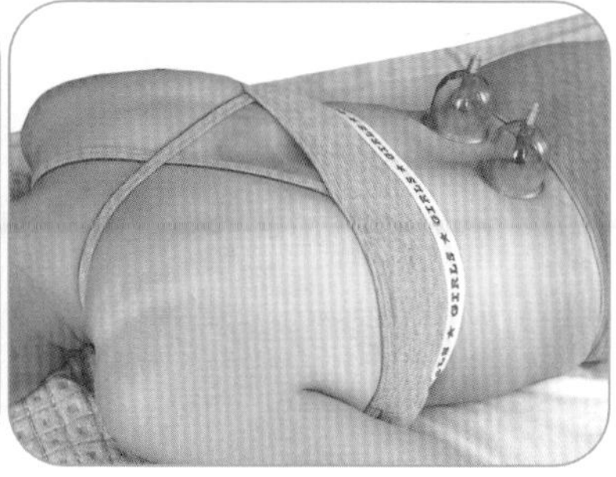

拔天柱、腎俞

改善胸部下垂

取穴

屋翳、中府、膻中、天宗、少澤。

注意事項

平時可輔助按摩少澤穴 60 下。

拔罐前後保健

需飲水或橙汁 500 毫升。

拔罐療程

每日治療 1 次，15 次為 1 個療程。

拔罐方法與步驟

1. 在患者欲拔罐的穴位上塗按摩乳或凡士林。

2. 選擇大小適宜的火罐或真空罐，仰臥位，吸拔於屋翳、中府、膻中穴，留罐 10～15 分鐘，然後俯臥位，將罐吸拔於天宗穴，留罐 10～15 分鐘。

自我調護

要佩戴合適的文胸，保持良好的姿勢，可進行游泳或俯臥撐運動。

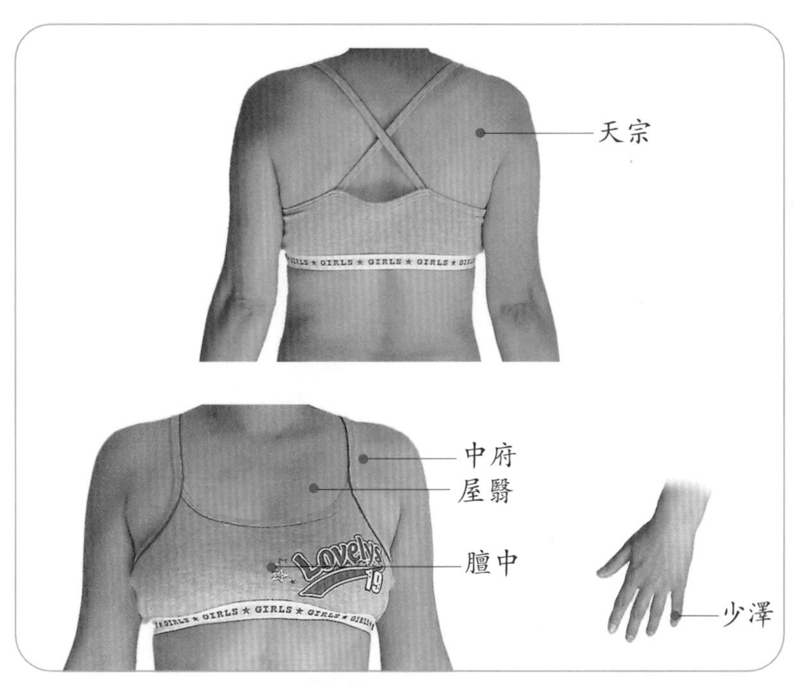

胸部下垂取穴

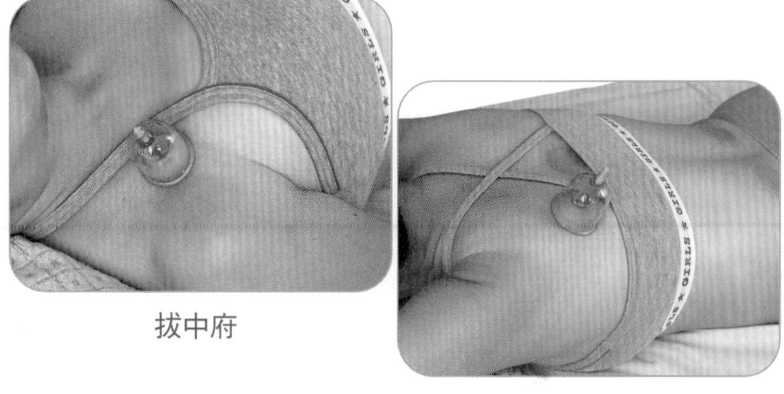

拔中府

拔天宗

豐胸美乳

取穴

乳根、膻中、天谿。

注意事項

平時可用雙手交替用力將背部和腋下脂肪向乳房中間推，大約 30 次，從腹部推脂肪至乳房根部，再向上推至乳房，大約 30 次。

拔罐前後保健

需飲水或橙汁 500 毫升。

拔罐療程

每日治療 1 次，15 次為 1 個療程。

拔罐方法與步驟

1. 在患者欲拔罐的穴位上塗按摩乳或凡士林。

2. 選擇大小適宜的火罐或真空罐，仰臥位，吸拔於乳根、膻中、天谿穴，留罐 10～15 分鐘。

自我調護

睡覺時不要戴文胸，保持昂首挺胸，經常直直腰，不要抱臂和趴睡，可補充些維生素、鈣、鐵、鋅及蛋白質等。

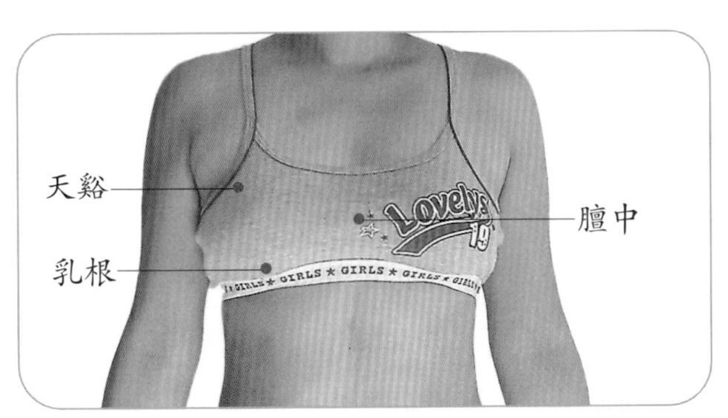

豐乳取穴

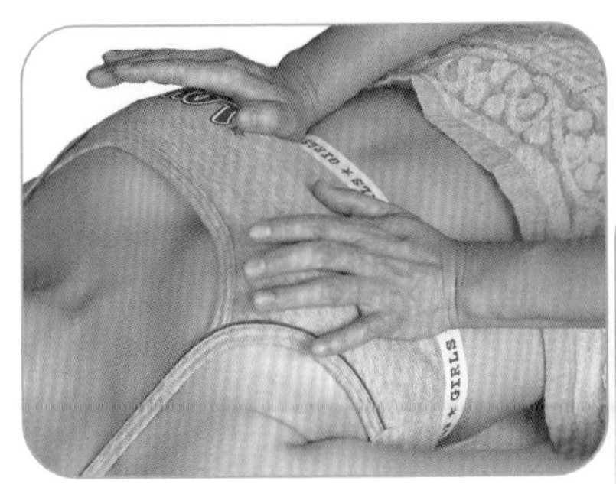
推乳

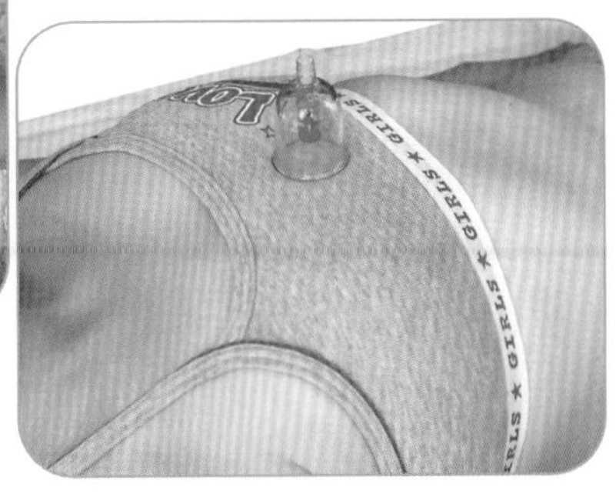
拔膻中

腹部變平坦

取穴
水分、天樞（雙）、關元。

注意事項
平時可用雙手重疊順時針方向摩腹 100 下。

拔罐前後保健
需飲水或橙汁 500 毫升。

拔罐療程
每日治療 1 次，15 次為 1 個療程。

拔罐方法與步驟
1. 在患者欲拔罐的穴位上塗按摩乳或凡士林。

2. 選擇大小適宜的火罐或真空罐，仰臥位，吸拔於水分、天樞（雙）、關元穴，留罐 10～15 分鐘。

自我調護

吃飯細嚼慢嚥，飯後散散步，多走路，多喝水，多運動，鍛鍊出結實的腹部。

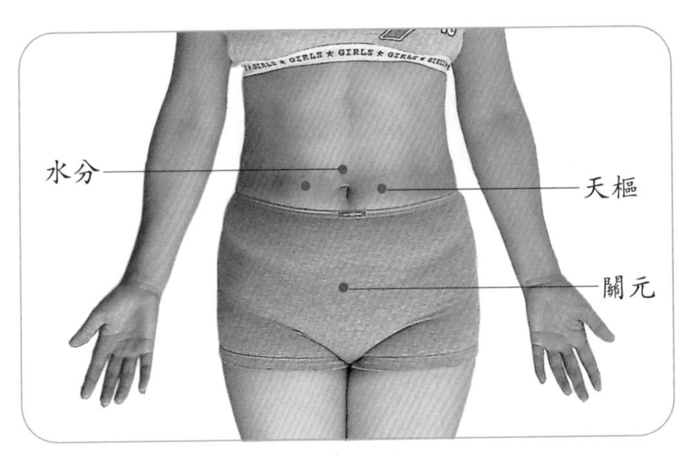

平腹取穴

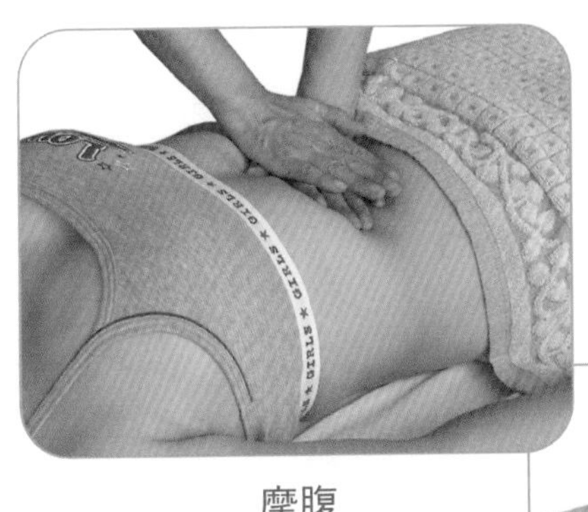

摩腹

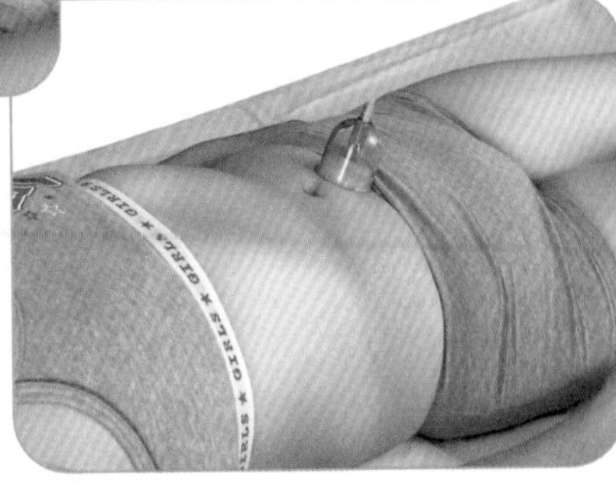

拔關元

背部美脊

取穴

腰眼、腎俞及背部的督脈及膀胱經脈。

注意事項

平時配合點壓拍打背部 60 下。

拔罐前後保健

需飲水或橙汁 500 毫升。

拔罐療程

每日治療 1 次，15 次為 1 個療程。

拔罐方法與步驟

1. 在患者欲拔罐的穴位上塗按摩乳或凡士林。

2. 選擇大小適宜的火罐或真空罐，俯臥位，吸拔於背部的督脈及膀胱經穴位，來回走罐數次，走罐時手法宜輕，直至局部皮膚潮紅，然後將罐吸拔於腰眼、腎俞穴，留罐 15 分鐘。

自我調護

不宜久坐，挺胸抬頭，注意姿勢，加強鍛鍊。

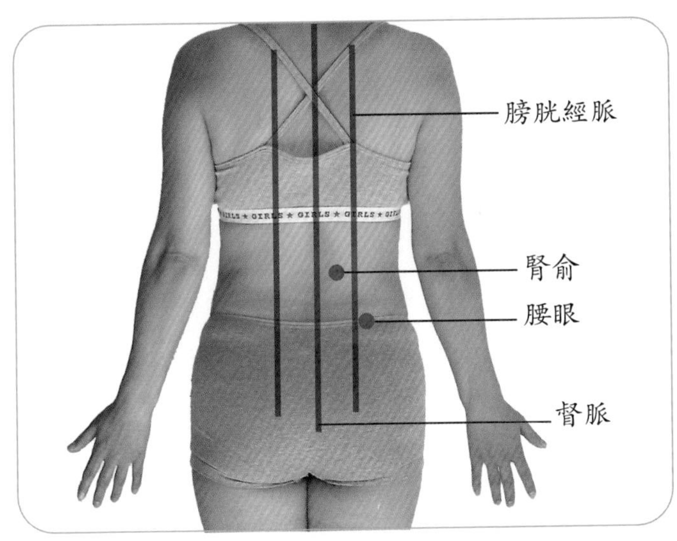

美脊取穴

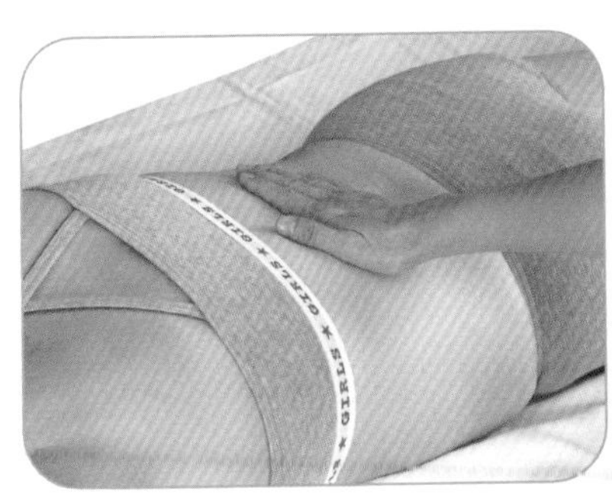

拍背

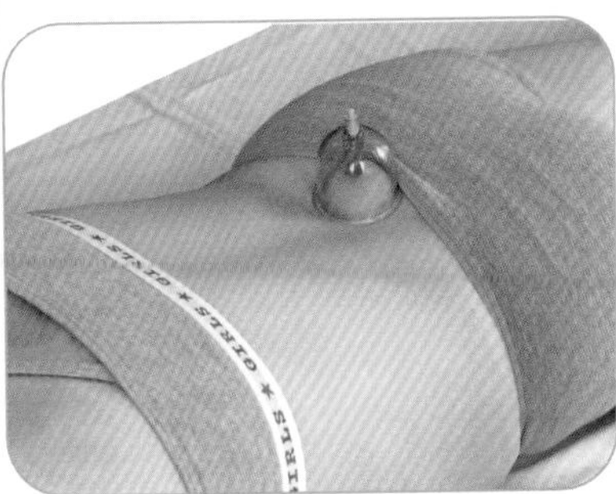

拔腰眼

瘦大腿

取穴

髀關、伏兔、風市、血海。

注意事項

平時可配合做大腿伸展運動（後伸和側伸），每組做 10 次。

拔罐前後保健

需飲水或橙汁 500 毫升。

拔罐療程

每日治療 1 次，15 次為 1 個療程。

拔罐方法與步驟

1. 在患者欲拔罐的穴位上塗按摩乳或凡士林。

2. 選擇大小適宜的火罐或真空罐，吸拔於髀關、伏兔、風市、血海穴，留罐 15 分鐘。

自我調護

注意健美的走路姿勢，合理的飲食，少食快餐，同時可做行走、騎自行車、越野滑雪、爬樓梯等運動。

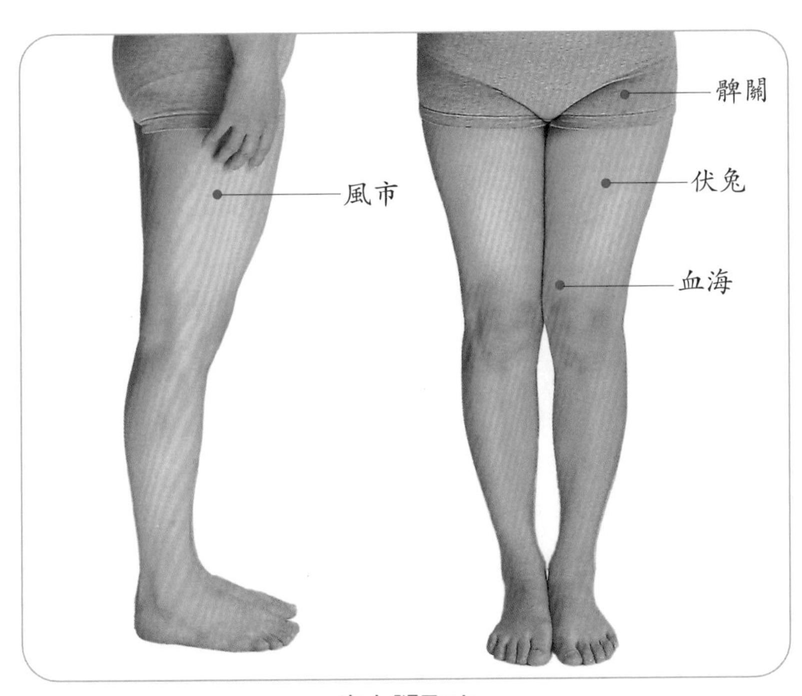

瘦大腿取穴

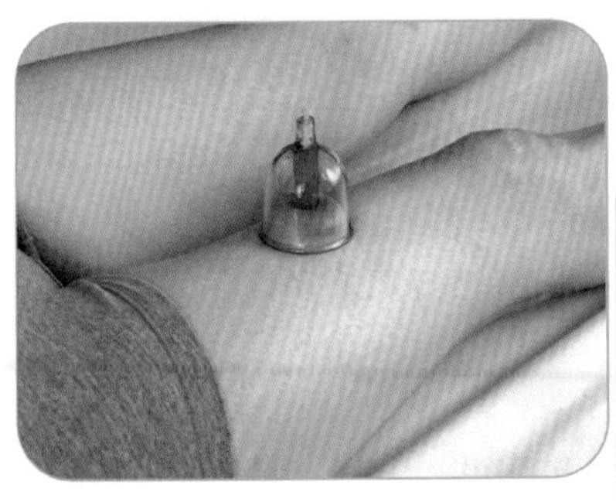

拔伏兔

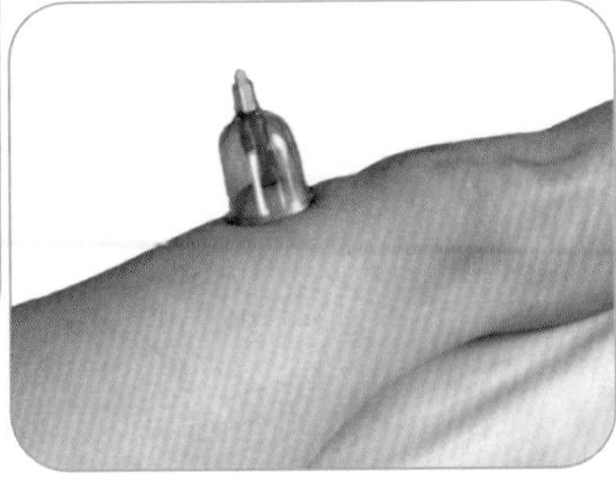

拔血海

瘦小腿

取穴

足三里、血海、三陰交。

注意事項

平時可配用雙手扭動揉搓小腿肚，直至變熱為止。

拔罐前後保健

需飲水或橙汁 500 毫升。

拔罐療程

每日治療 1 次，15 次為 1 個療程。

拔罐方法與步驟

1. 在患者欲拔罐的穴位上塗按摩乳或凡士林。

2. 選擇大小適宜的火罐或真空罐，吸拔於足三里、血海、三陰交穴，留罐 15 分鐘。

自我調護

注意健美的走路姿勢，平衡飲食，同時加強腿部鍛鍊，步行、游泳是最佳的選擇。

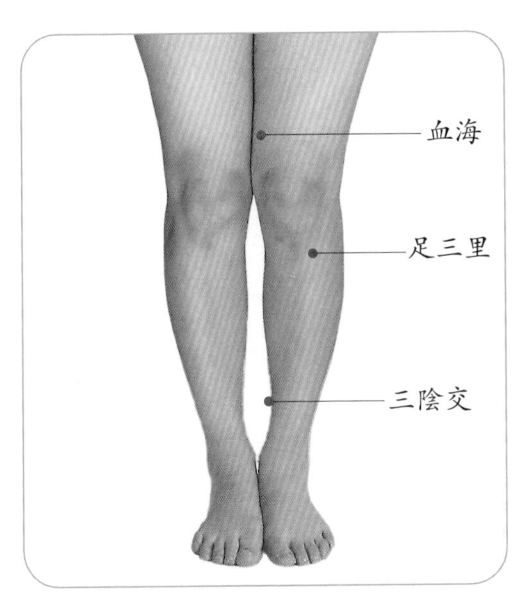

瘦小腿取穴

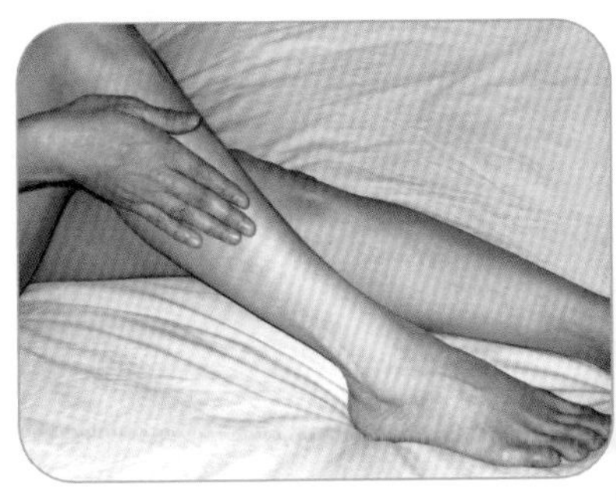

搓揉小腿

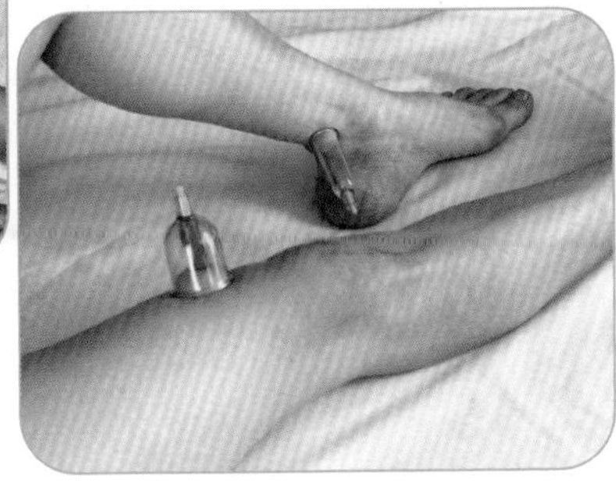

拔血海、三陰交

腰部纖細

取穴

中脘、水分、氣海、關元、水道、天樞。

注意事項

平時可將兩手併攏，一隻手掌放在另一隻手掌背上，右手在下，左手在上。在下面的那隻手掌和手指平貼腹部，用力向前推按，然後在上面的手掌用力向後壓，一推一回，由上而下慢慢移動，波浪推壓腹部。

拔罐前後保健

需飲水或橙汁 500 毫升。

拔罐療程

每日治療 1 次，15 次為 1 個療程。

拔罐方法與步驟

1. 在患者欲拔罐的穴位上塗按摩乳或凡士林。

2. 選擇大小適宜的火罐或真空罐，吸拔於中脘、水分、氣海、關元、水道、天樞穴，留罐 15 分鐘。

自我調護

辦公室裡練習光腳走，上下班途中甩手大步走。

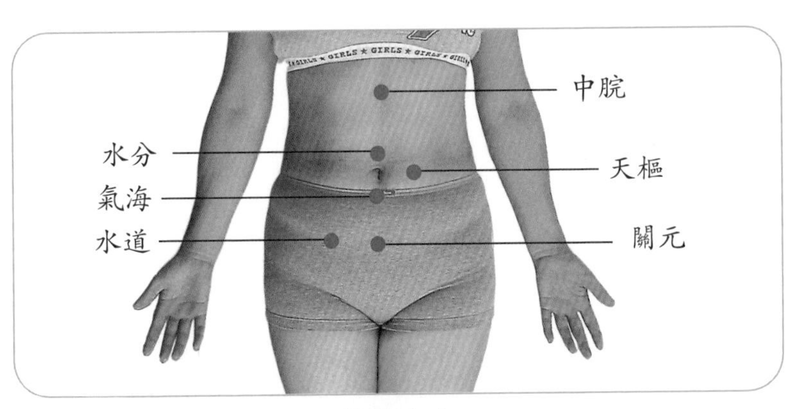

纖腰取穴

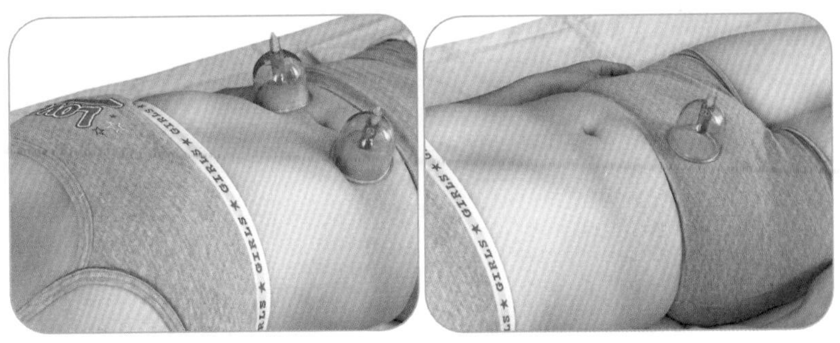

拔天樞　　拔水道

香肩潤臂

取穴
肩髃、肩前、曲池、手三里、內關、外關、合谷。

注意事項
平時可每天做背部伸展操 10 分鐘。

拔罐前後保健
需飲水或橙汁 500 毫升。

拔罐療程
每日治療 1 次，15 次為 1 個療程。

拔罐方法與步驟
1. 在患者欲拔罐的穴位上塗按摩乳或凡士林。

2. 選擇大小適宜的火罐或真空罐，吸拔於肩髃、肩前、曲池、手三里、內關、外關、合谷穴，留罐 15 分鐘。

自我調護
注意日常的養護，加強鍛鍊，少用空調，多吃蔬菜、水果。

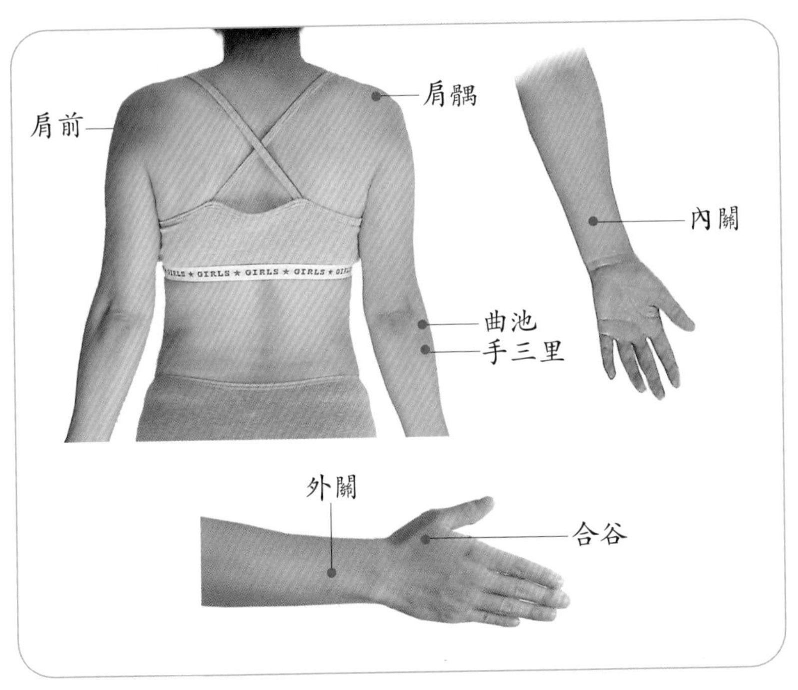

潤臂取穴

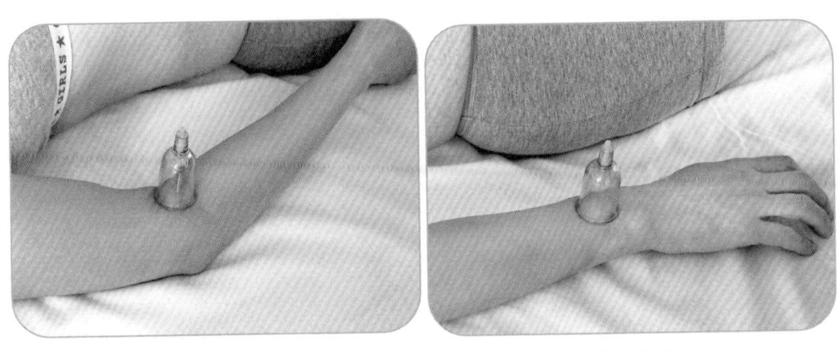

拔曲池　　拔外關

整體減肥

取穴

① 饑點、胃俞、肺俞、陽池、三焦俞等穴；
② 耳穴內分泌、腎上腺，體穴三焦俞、脾俞等。

注意事項

減肥宜將拔罐與耳壓結合的方法綜合進行。

拔罐前後保健

需飲水或橙汁 500 毫升。

拔罐療程

每日治療 1 次，15 次為 1 個療程。

拔罐方法與步驟

1. 中陽亢盛者：先耳壓饑點穴（耳屏前面中點，外鼻穴下方），然後俯臥位，選擇大小適宜的火罐或真空罐，吸拔於胃俞、肺俞、陽池、三焦俞等穴，留罐 10～15 分鐘。

2. 痰濕阻滯者：先耳壓內分泌、腎上腺穴點，然後俯臥位，選擇大小適宜的火罐或真空罐，吸拔於三焦俞、脾俞等穴，留罐 10～15 分鐘。

自我調護

要堅持體育鍛鍊，增加活動量，多食蔬菜，少食脂肪。

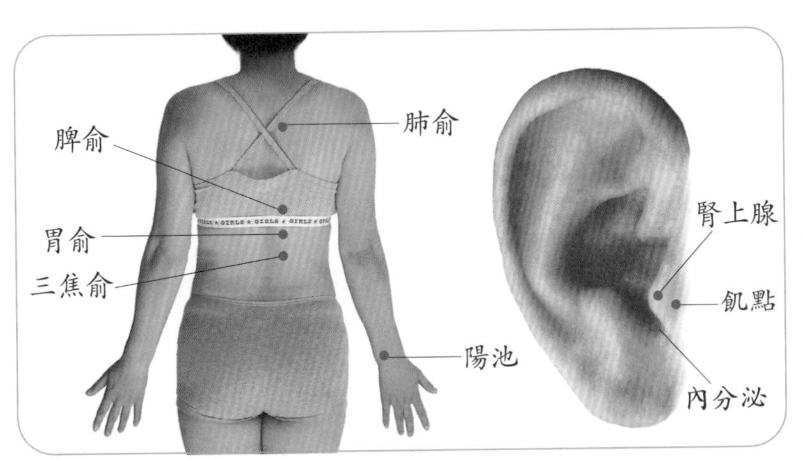

減肥取穴

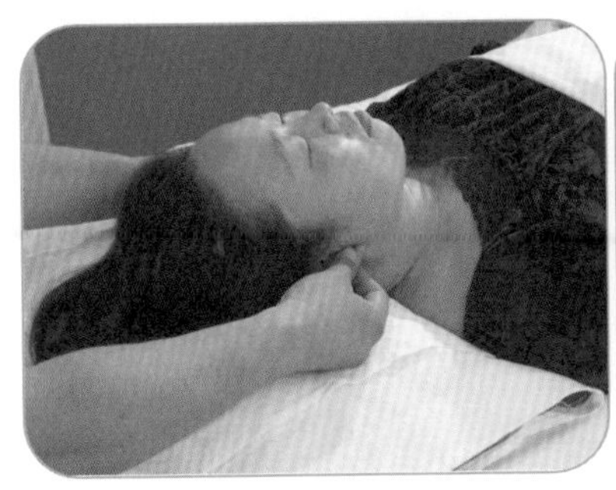

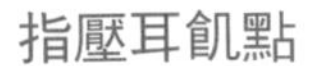

指壓耳飢點

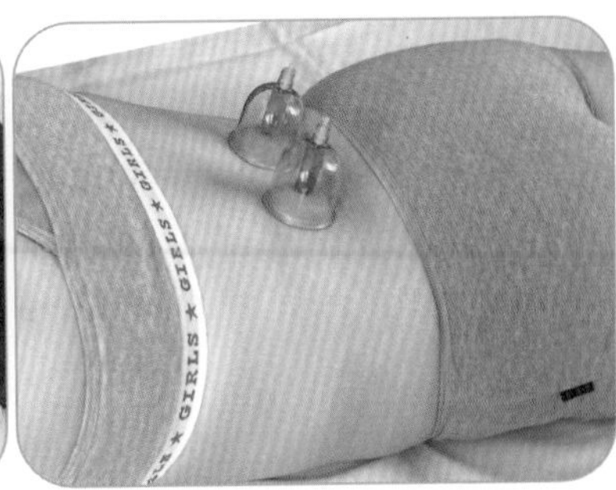

拔三焦俞

拔罐排毒減壓

緩解便秘

取穴

支溝、天樞、足三里、大腸俞、八髎。

注意事項

大便不通三日者可採用閃罐方法。

拔罐前後保健

需飲水或橙汁 500 毫升。

拔罐療程

隔 2 日 1 次，15 次為 1 個療程。

拔罐方法與步驟

1. 在患者欲拔罐的穴位上塗按摩乳或凡士林。

2. 選擇大小適宜的火罐或真空罐，仰臥位，先吸拔於支溝、天樞、足三里穴，留罐 10～15 分鐘；然後俯臥位，拔大腸俞、八髎穴，留罐 10～15 分鐘。

自我調護

多吃水果及纖維較多的蔬菜；同時加強腹肌鍛鍊，多做仰臥屈髖壓腹動作；另外，排便時可用拇指按於手臂支溝穴或腹部左側天樞穴，以幫助排便。

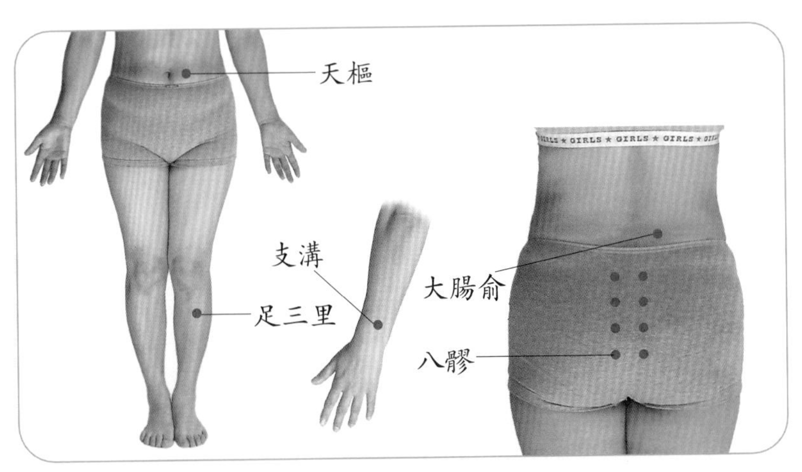

便秘取穴

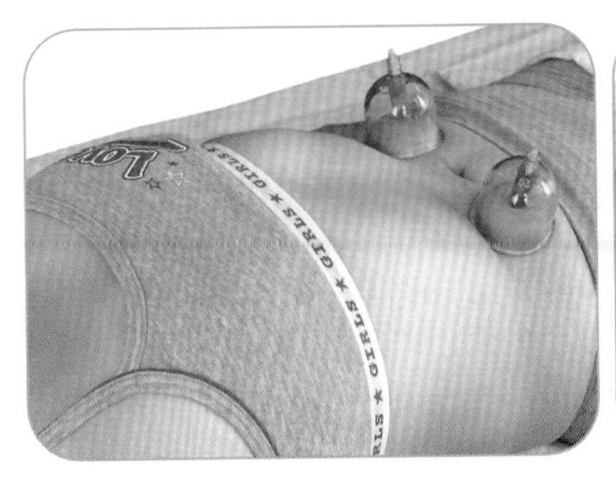

拔天樞

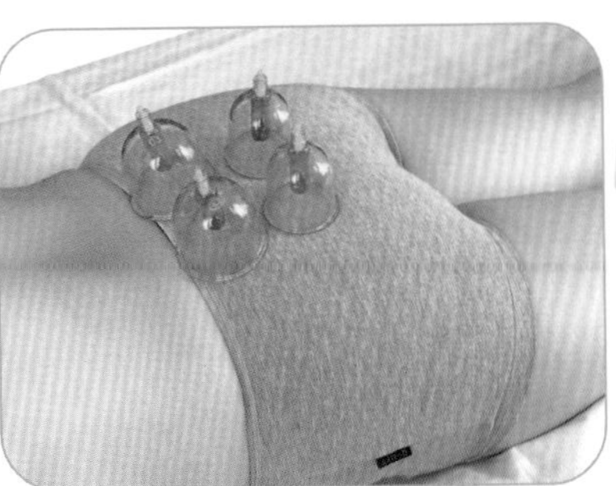

拔八髎

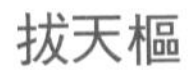

消除疲勞

取穴

印堂、太陽、足三里、三陰交、命門、腰陽關。

注意事項

平時可輔助配合做放鬆功，經常梳理頭部。

拔罐前後保健

需飲水或橙汁 500 毫升。

拔罐療程

隔 2 日 1 次，15 次為 1 個療程。

拔罐方法與步驟

1. 在患者欲拔罐的穴位上塗按摩乳或凡士林。

2. 先仰臥位，選擇大小適中的玻璃罐，用閃火法將罐吸拔於印堂、太陽、足三里、三陰交穴，留罐 15～20 分鐘。然後俯臥位，再拔罐於命門、腰陽關，留罐 15～20 分鐘。

自我調護

疲勞其實是機體需要休息的信號，要提倡積極的動態的休息，要精神愉快開朗，每日戶外活動半小時至一小時，如散步、打太極拳等。

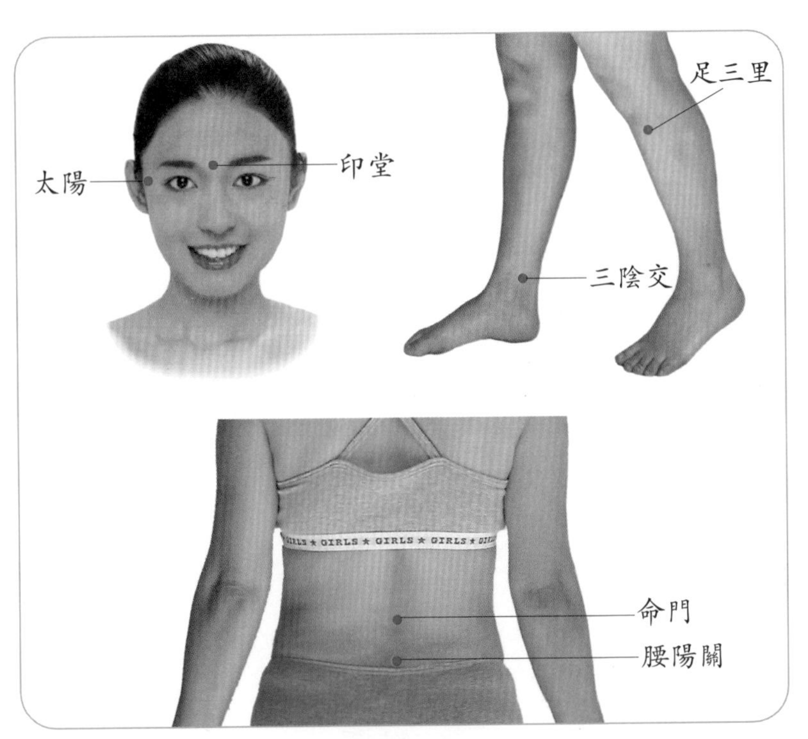

疲勞取穴

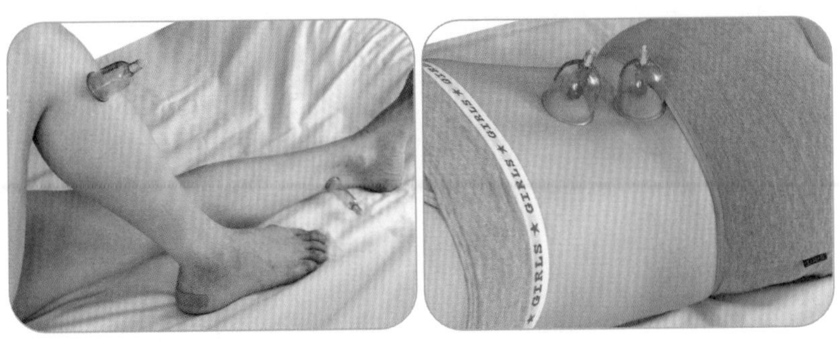

拔足三里、三陰交

拔命門、腰陽關

改善睡眠

取穴
神門、三陰交、心俞、脾俞、胃俞、肝俞。

注意事項
可輔助按揉神門、三陰交穴位各 50 次。

拔罐前後保健
需飲水或橙汁 500 毫升。

拔罐療程
隔 2 日 1 次，15 次為 1 個療程。

拔罐方法與步驟
1. 在患者欲拔罐的穴位上塗按摩乳或凡士林。

2. 俯臥位，選擇大小適宜的玻璃罐或真空罐，用閃火法將罐吸拔於背部心俞、脾俞、胃俞、肝俞，然後來回走罐數次，走罐時手法宜輕，直至局部皮膚潮紅。再將火罐吸拔於心俞穴，留罐 10 分鐘。

自我調護
起居要有規律，入睡前可洗個熱水澡或用熱水泡腳。

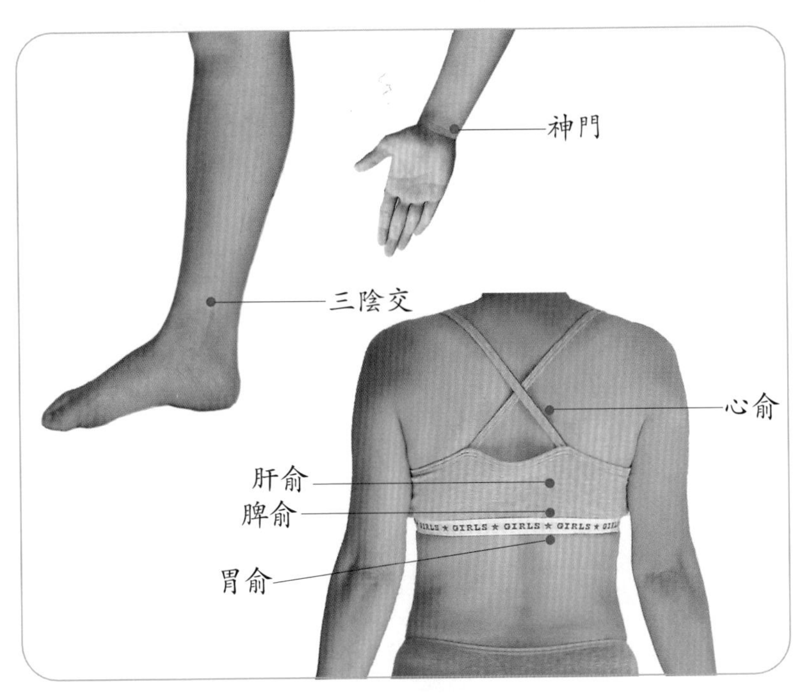

改善睡眠取穴

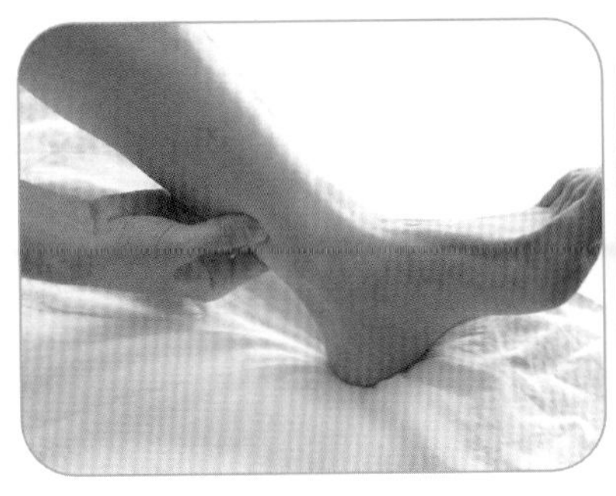

按三陰交

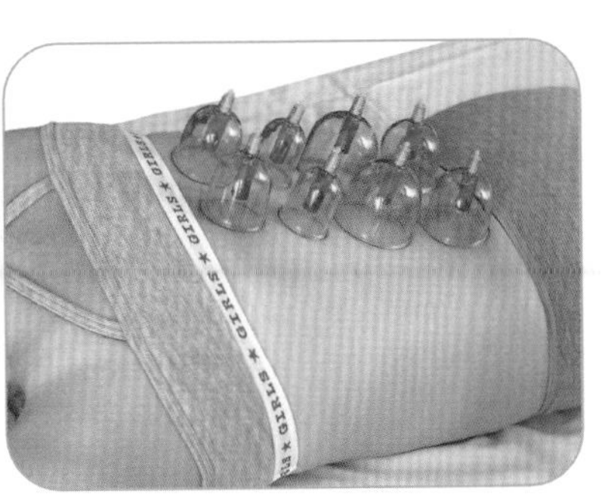

拔心俞、肝俞、脾俞、胃俞

消除麻將綜合徵

取穴

頸部夾脊穴、肩井、天宗、肩髃、心俞、膈俞、肝俞、脾俞、胃俞、腎俞、腰眼、足三里。

注意事項

平時適度進行全身自我保健按摩，可消除疲勞。

拔罐前後保健

需飲水或橙汁 500 毫升。

拔罐療程

隔 2 日 1 次，15 次為 1 個療程。

拔罐方法與步驟

1. 在患者欲拔罐的穴位上塗按摩乳或凡士林。

2. 選擇大小適宜的玻璃罐或真空罐，俯臥位，用閃火法將罐吸拔於頸部夾脊穴、肩井、天宗、肩髃、心俞、膈俞、脾俞、肝俞、胃俞、腎俞、腰眼穴，留罐 15～20 分鐘。然後仰臥位，將罐吸拔於足三里穴，留罐 15～20 分鐘。

自我調護

適度打麻將，不可成癮；有高血壓、心臟病、頸椎病、腰腿痛者，盡量少玩麻將。

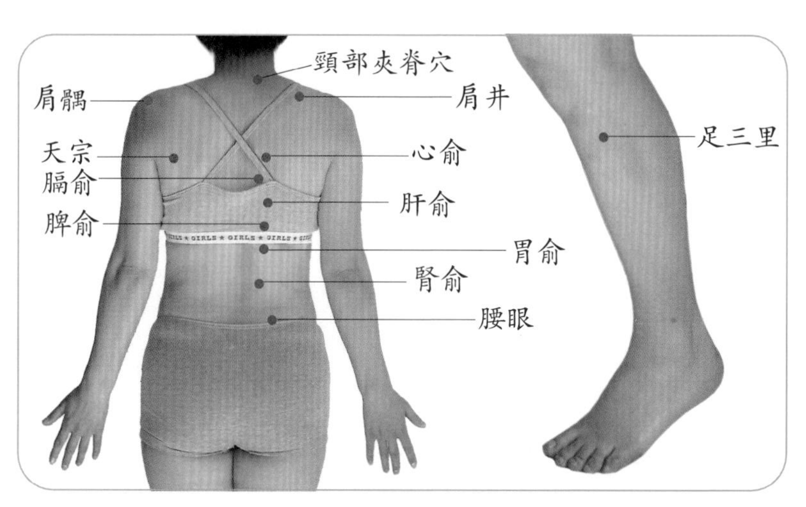

麻將綜合徵取穴

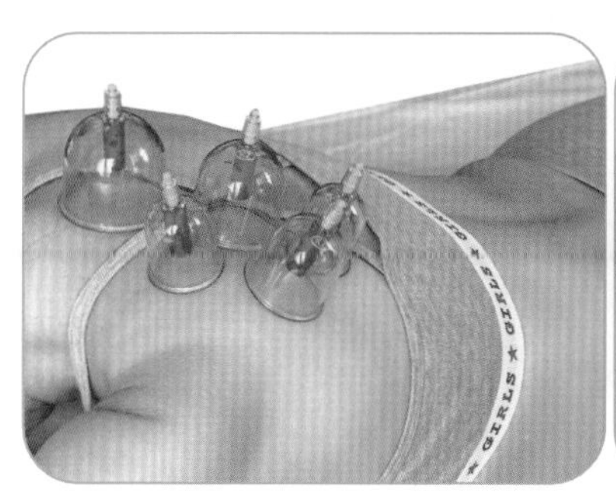

拔頸、背部穴位

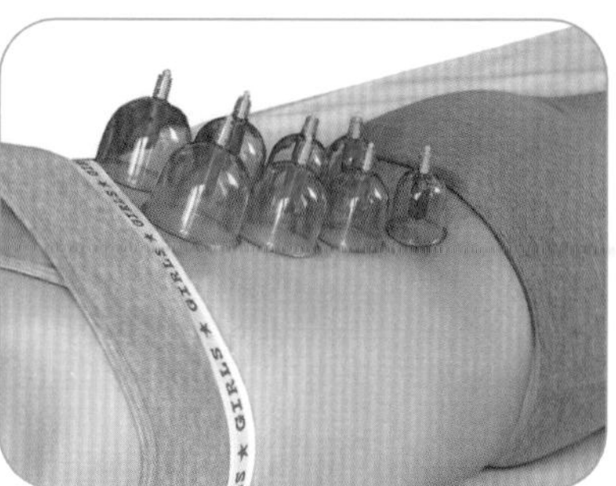

拔腰部穴位

消除空調綜合徵

取穴

肩井、大椎、中脘、梁門、關元、氣海、肺俞、風門、脾俞、胃俞、腰陽關、命門。

注意事項

平時可輔助按摩太陽、印堂、三陰交穴各 60 下。

拔罐前後保健

需飲水或橙汁 500 毫升。

拔罐療程

隔 2 日 1 次，15 次為 1 個療程。

拔罐方法與步驟

1. 在患者欲拔罐的穴位上塗按摩乳或凡士林。

2. 選擇大小適宜的玻璃罐或真空罐，俯臥位，用閃火法將罐吸拔於肩井、大椎、肺俞、風門、脾俞、胃俞、腰陽關、命門穴，留罐 15～20 分鐘。然後仰臥位，將罐吸拔於中脘、梁門、關元、氣海穴，留罐 15～20 分鐘。

自我調護

空調室內外溫度不宜相差太大，一般維持在 25～28℃，劇烈運動及大汗之後，不應馬上進入空調環境。

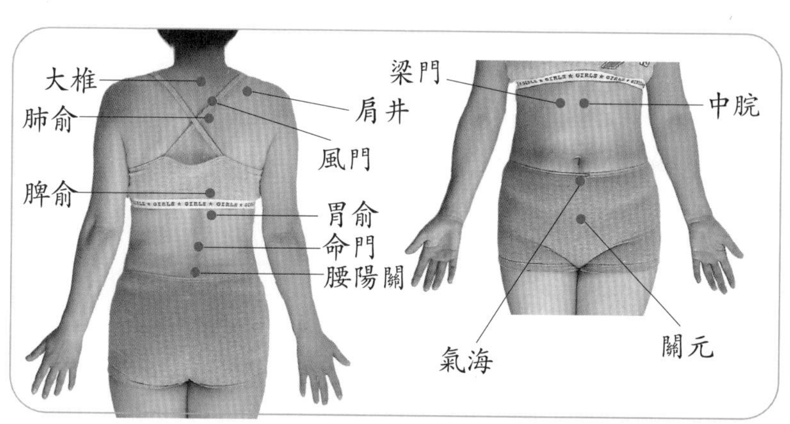

空調綜合徵取穴

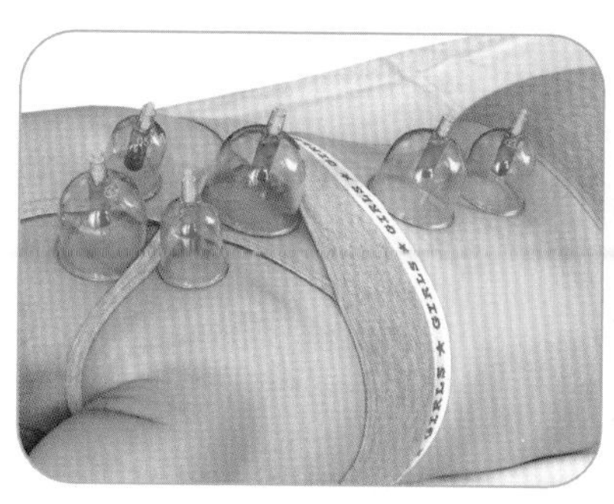

拔背、腰部穴位

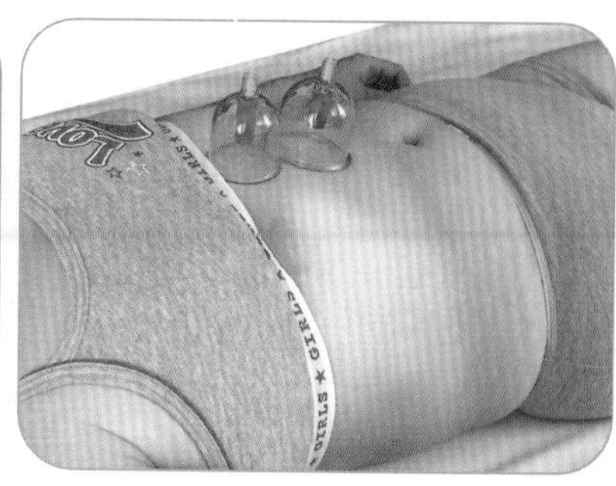

拔腹部穴位

預防感冒

取穴

風門、肺俞、大椎、中府、膻中、足三里、尺澤。

注意事項

平時可用中指輔助擦迎香穴，以擦熱為度。

拔罐前後保健

需飲水或橙汁 500 毫升。

拔罐療程

隔 2 日 1 次，15 次為 1 個療程。

拔罐方法與步驟

1. 在患者欲拔罐的穴位上塗按摩乳或凡士林。

2. 選擇大小適宜的玻璃罐或真空罐，俯臥位，用閃火法將罐吸拔於風門、肺俞、大椎穴，留罐 15～20 分鐘。然後仰臥位，將罐吸拔於中府、膻中、足三里、尺澤穴，留罐 15～20 分鐘。

自我調護

加強防寒保暖，重視飲食調理，改善居室環境，堅持體育鍛鍊。

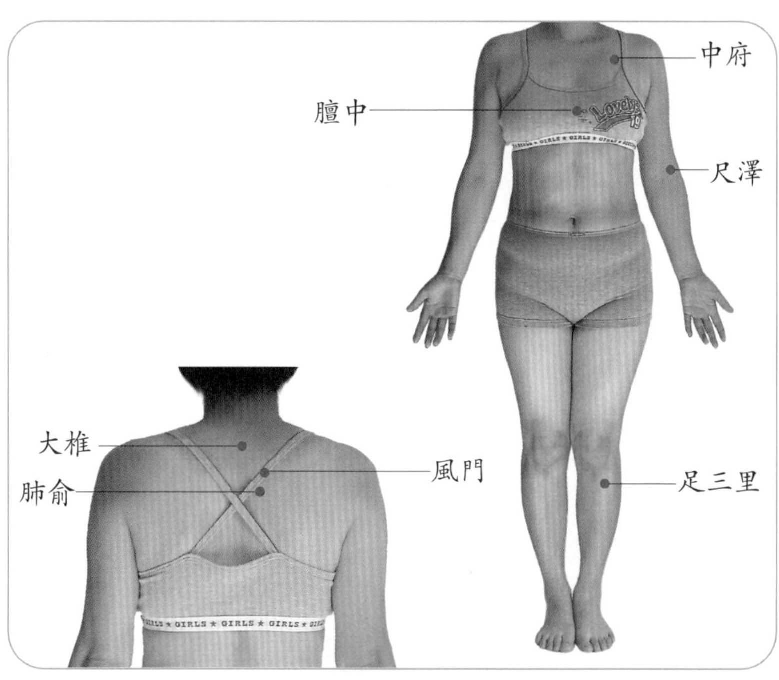

預防感冒取穴

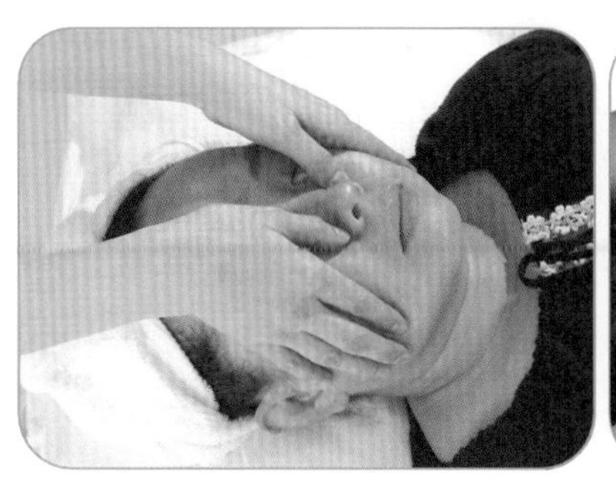

指擦迎香

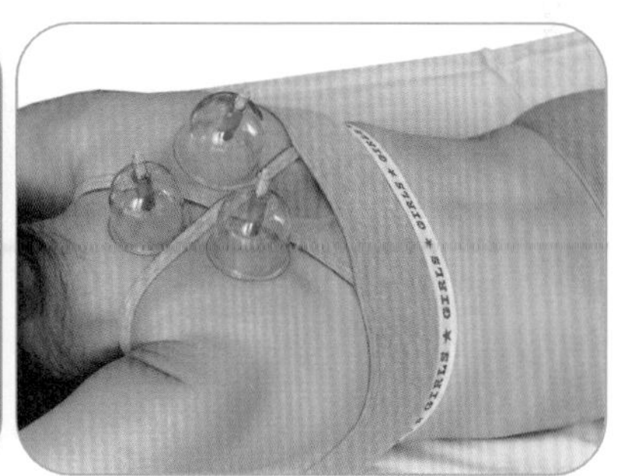

拔大椎、風門、肺俞

男性補腎壯陽

取穴

腎俞、關元、關元俞、太谿。

注意事項

平時輔助按揉太谿、三陰交穴各 60 下。

拔罐前後保健

需飲水或橙汁 500 毫升。

拔罐療程

隔 2 日 1 次，15 次為 1 個療程。

拔罐方法與步驟

1. 在患者欲拔罐的穴位上塗按摩乳或凡士林。

2. 選擇大小適宜的玻璃罐或真空罐，俯臥位，用閃火法將罐吸拔於腎俞、關元俞穴，留罐 15～20 分鐘。然後仰臥位，將罐吸拔於關元、太谿穴，留罐 15～20 分鐘。

自我調護

生活要有規律，積極鍛鍊身體，適當吃些動植物蛋白含量高的補益食物。

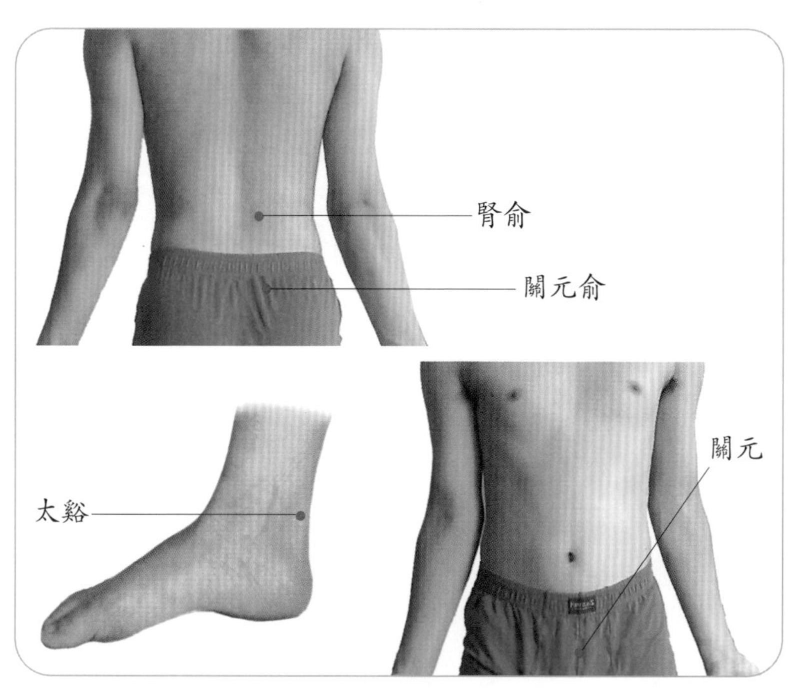

補腎壯陽取穴

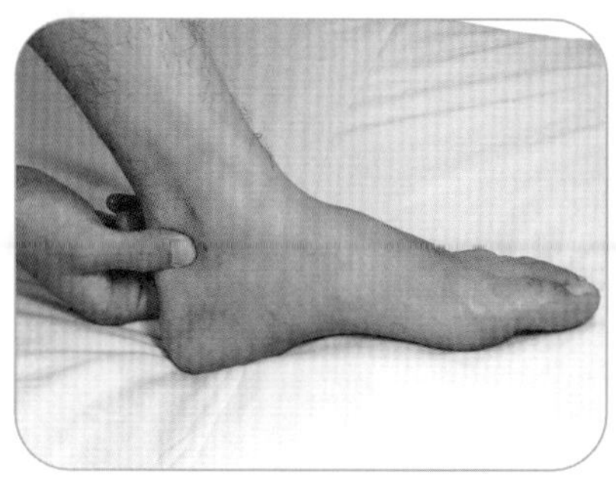

按太谿

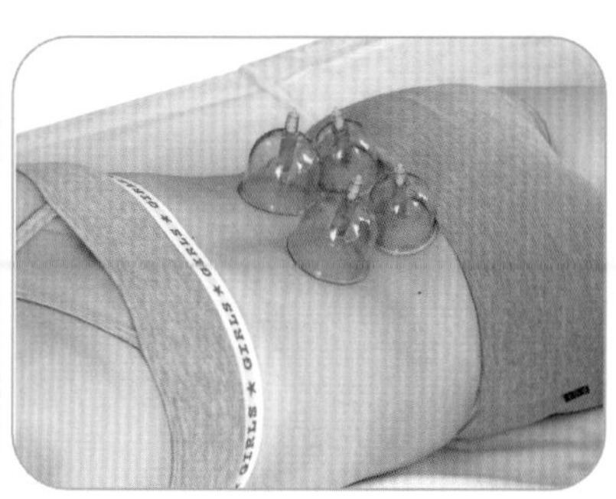

拔腎俞、關元俞

調整脾胃

取穴

脾俞、胃俞、章門、陰陵泉、三陰交、足三里。

注意事項

平時可輔助順時針方向摩腹 300 次。

拔罐前後保健

需飲水或橙汁 500 毫升。

拔罐療程

隔 2 日 1 次，15 次為 1 個療程。

拔罐方法與步驟

1. 在患者欲拔罐的穴位上塗按摩乳或凡士林。

2. 選擇大小適宜的玻璃罐或真空罐，俯臥位，用閃火法將罐吸拔於脾俞、胃俞穴，留罐 15～20 分鐘。然後仰臥位，將罐吸拔於章門、陰陵泉、三陰交、足三里穴，留罐 15～20 分鐘。

自我調護

起居有常，注意保暖，飲食要定時定量，選擇營養豐富易消化的食物。

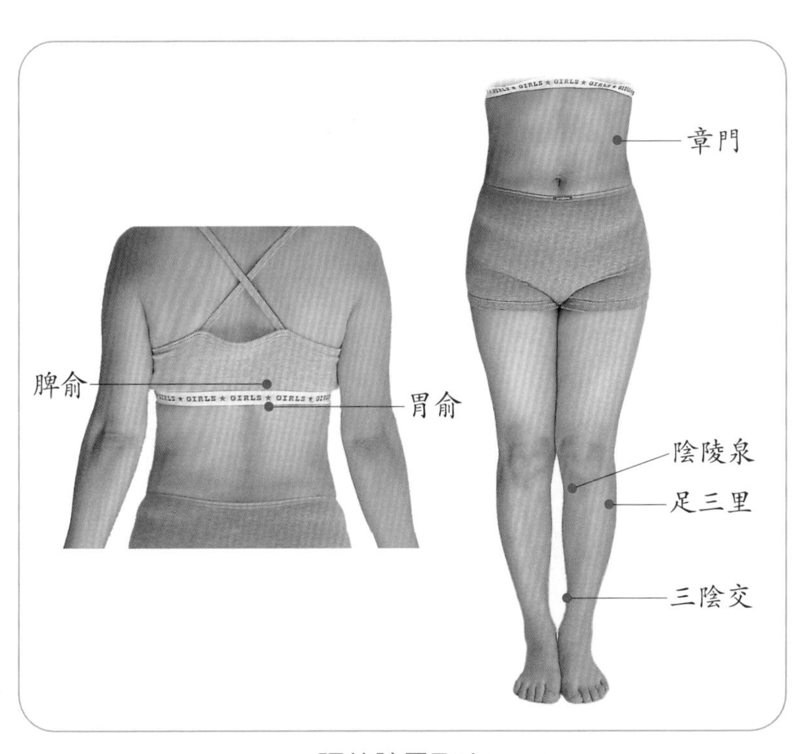

調整脾胃取穴

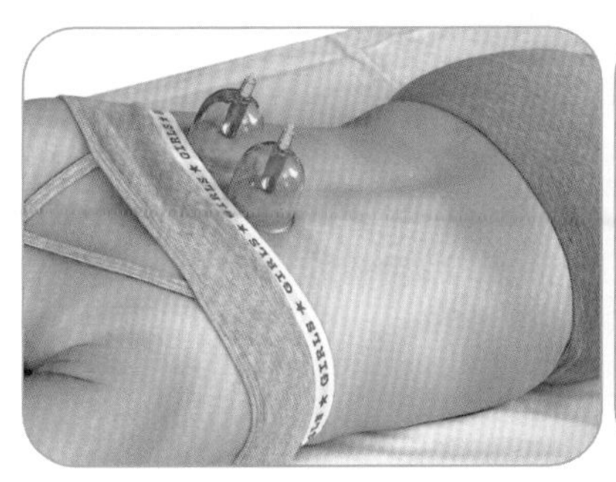

拔脾兪

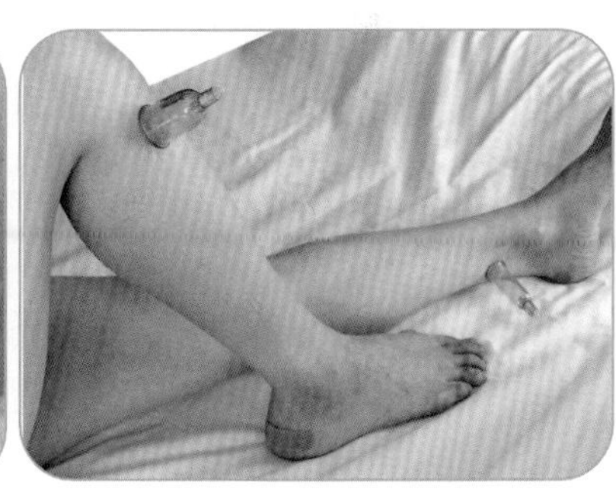

拔足三里、三陰交

健腦益智

取穴

太陽、心俞、肝俞、腎俞、內關、三陰交、足三里。

注意事項

平時可輔助按揉印堂、百會、風池穴各 60 下。

拔罐前後保健

需飲水或橙汁 500 毫升。

拔罐療程

隔 2 日 1 次，15 次為 1 個療程。

拔罐方法與步驟

1. 在患者欲拔罐的穴位上塗按摩乳或凡士林。

2. 選擇大小適宜的玻璃罐或真空罐，俯臥位，用閃火法將罐吸拔於心俞、肝俞、腎俞穴，留罐 15～20 分鐘。然後仰臥位，將罐吸拔於太陽、內關、三陰交、足三里穴，留罐 15～20 分鐘。

自我調護

吃好早餐，保證充足的睡眠，飲水充足。

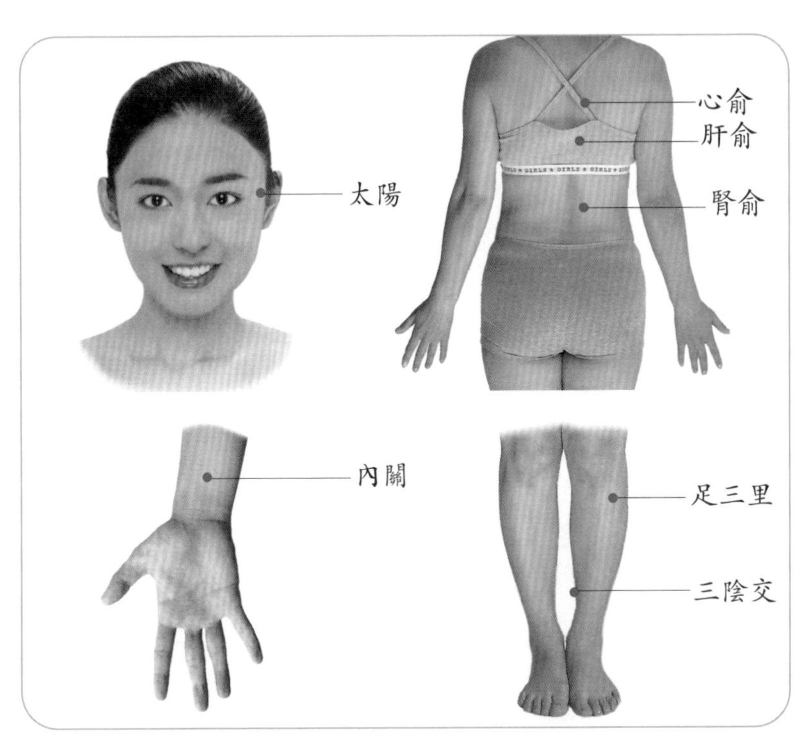

健腦益智取穴

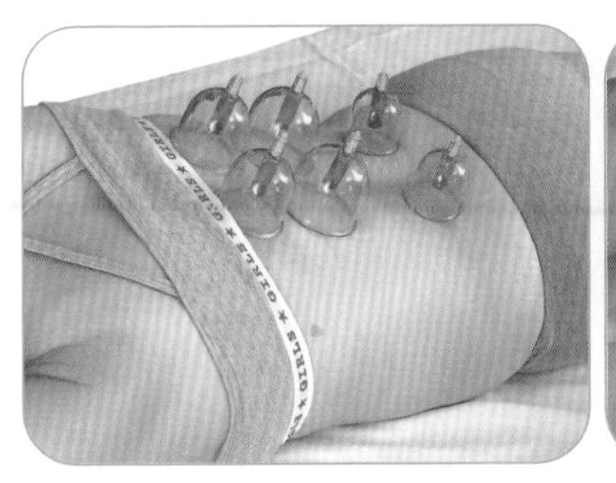

拔背部穴位

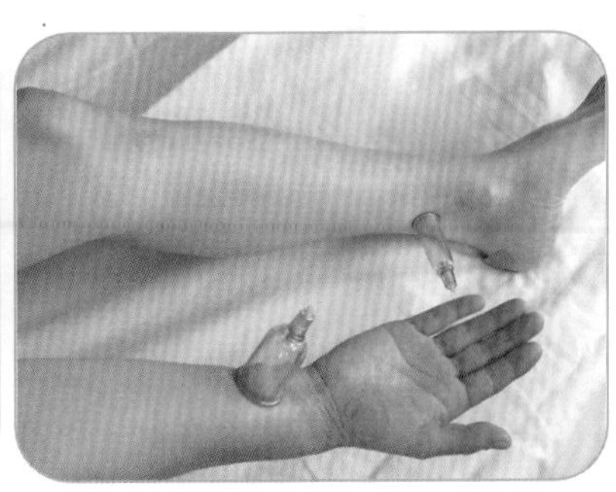

拔內關、三陰交

提高免疫力

取穴

中脘、膏肓、命門、足三里、手三里、內關、勞宮、湧泉、關元。

注意事項

平時可輔助按揉印堂、百會、風池穴各 60 下。

拔罐前後保健

需飲水或橙汁 500 毫升。

拔罐療程

隔 2 日 1 次，15 次為 1 個療程。

拔罐方法與步驟

1. 在患者欲拔罐的穴位上塗按摩乳或凡士林。

2. 選擇大小適宜的玻璃罐或真空罐，俯臥位，用閃火法將罐吸拔於膏肓、命門、湧泉穴，留罐 15～20 分鐘。然後仰臥位，將罐吸拔於中脘、足三里、手三里、內關、勞宮、關元穴。留罐 15～ 20 分鐘。

自我調護

食飲有節，起居有常，不妄作勞，延年益壽。

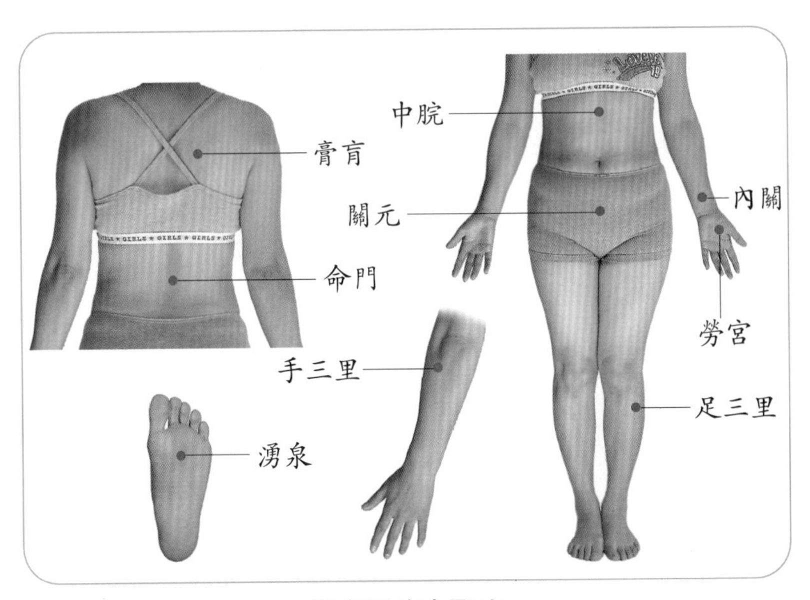

提高免疫力取穴

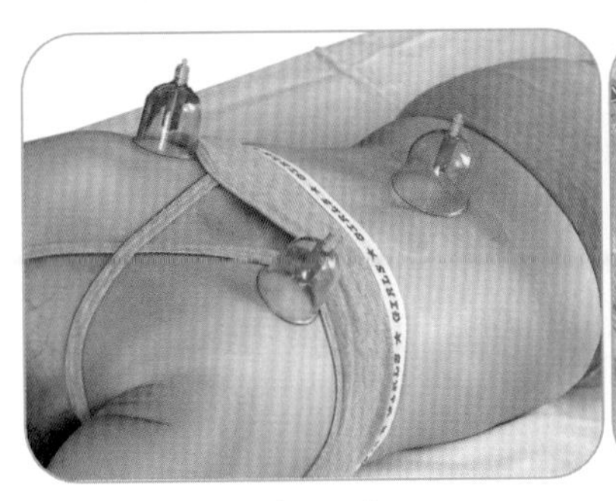

拔膏肓、命門

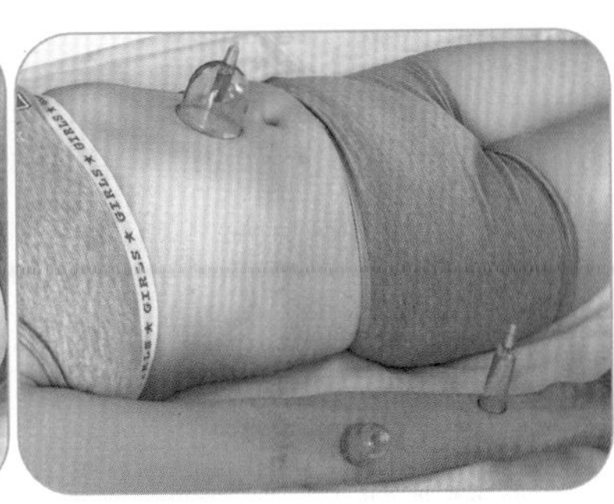

拔中脘、手三里、內關

緩解壓力和緊張情緒

取穴

百會、內關、神門、腰背部脊柱兩側。

注意事項

平時可輔助按揉百會、內關、神門穴各 60 下。

拔罐前後保健

需飲水或橙汁 500 毫升。

拔罐療程

隔 2 日 1 次，15 次為 1 個療程。

拔罐方法與步驟

1. 在患者欲拔罐的穴位上塗按摩乳或凡士林。

2. 選擇大小適宜的玻璃罐或真空罐，仰臥位，用閃火法將罐吸拔於百會、內關、神門穴，留罐 15～20 分鐘。然後俯臥位，沿督脈及背部脊柱兩側的足太陽膀胱經循行，做上下來回走罐數次，直至局部皮膚潮紅。

自我調護

用積極的態度面對壓力，適度地轉移和釋放壓力，可做一些體育運動。

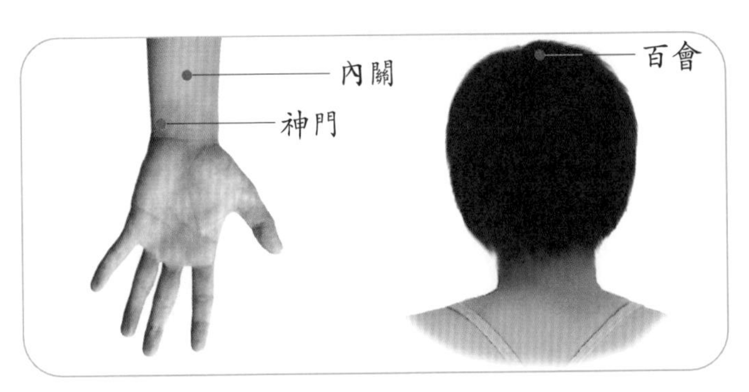

緩解緊張取穴

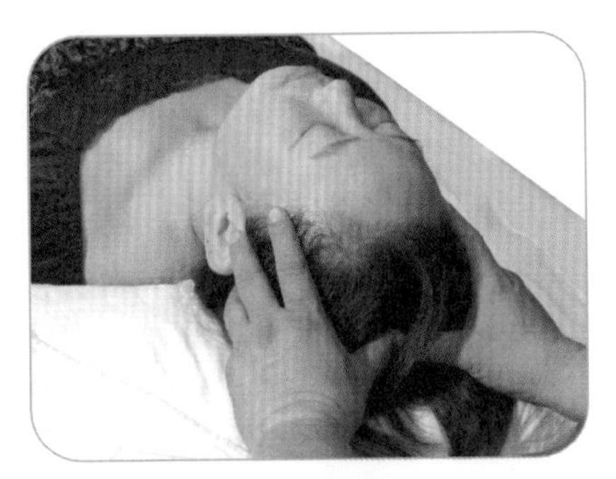

按揉百會

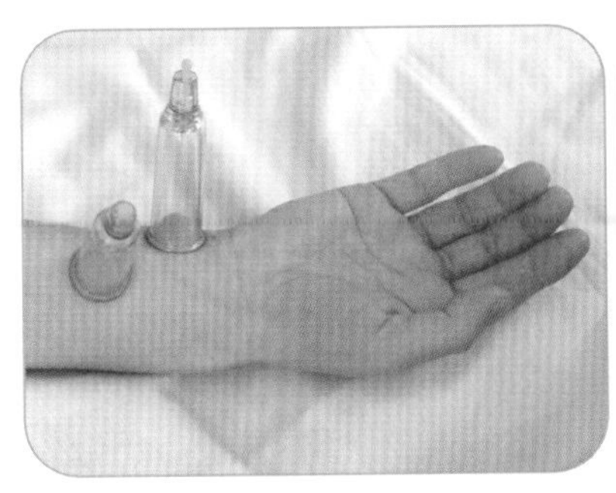

拔內關、神門

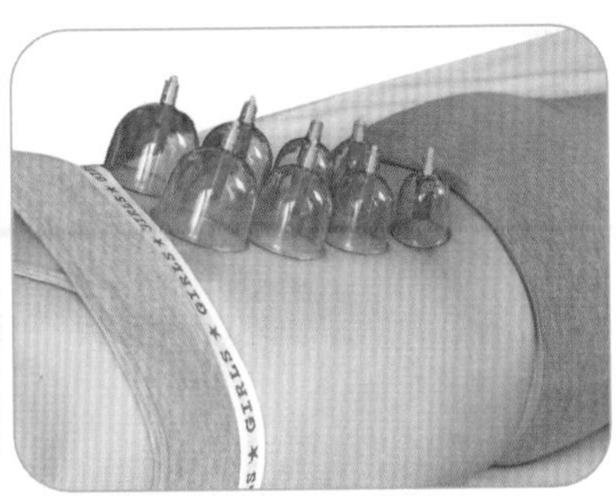

拔脊柱兩側

消除電視綜合徵

取穴

印堂、太陽、肩井、大椎、委中、承山、湧泉、脊柱兩側。

注意事項

看電視後可適當活動頸部、腰部及雙肩，並可做眼保健操。

拔罐前後保健

需飲水或橙汁 500 毫升。

拔罐療程

隔 2 日 1 次，15 次為 1 個療程。

拔罐方法與步驟

1. 在患者欲拔罐的穴位上塗按摩乳或凡士林。

2. 選擇大小適宜的玻璃罐或真空罐，仰臥位，用閃火法將罐吸拔於印堂、太陽穴，留罐 15～20 分鐘。然後俯臥位，沿督脈及背部脊柱兩側的足太陽膀胱經循行，做上下來

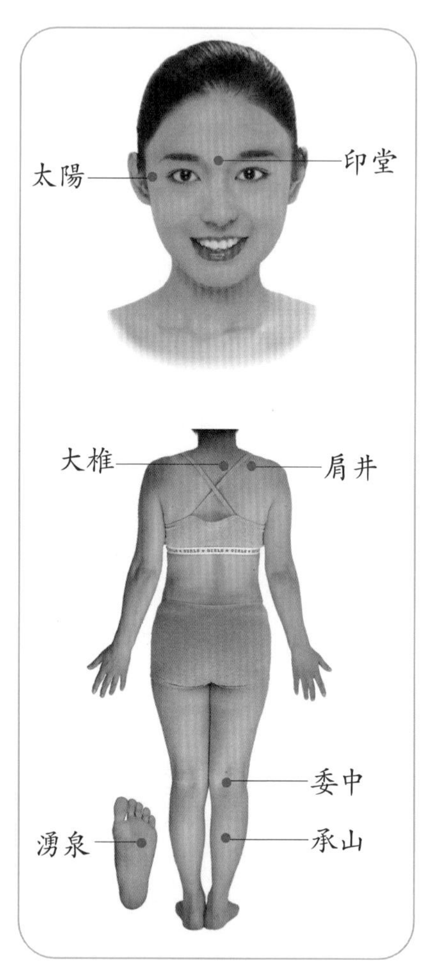

電視綜合徵取穴

回走罐數次，直至局部皮膚潮紅，並且將罐吸拔於肩井、大椎、委中、承山、湧泉穴，並留罐 15～20 分鐘。

自我調護

每天看電視不宜超過 3 小時，注意看電視的姿勢，最好不要躺在床上看電視，不要邊看電視邊吃飯，看完電視應洗臉。

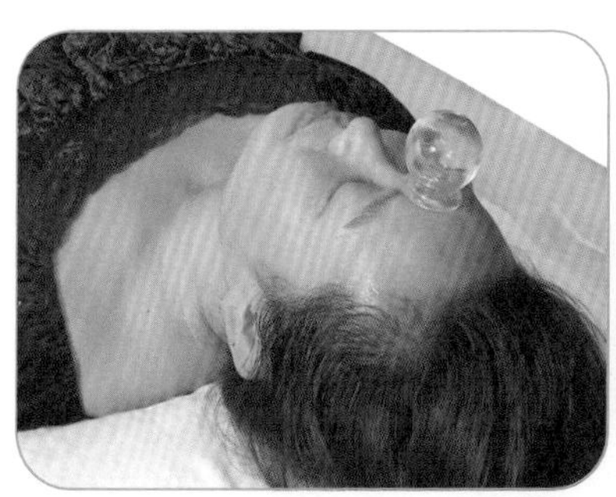
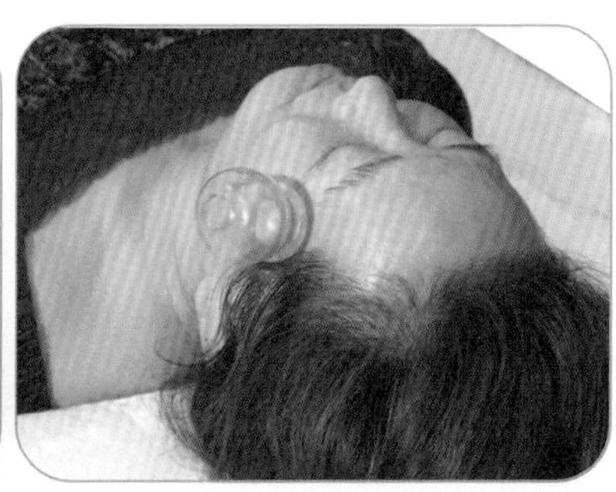

拔印堂拔太陽

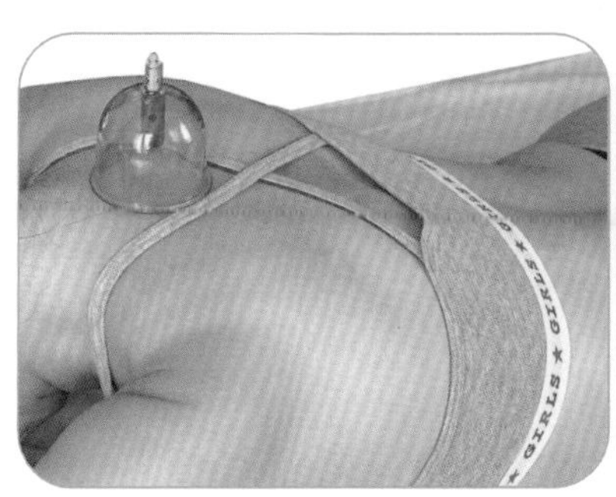

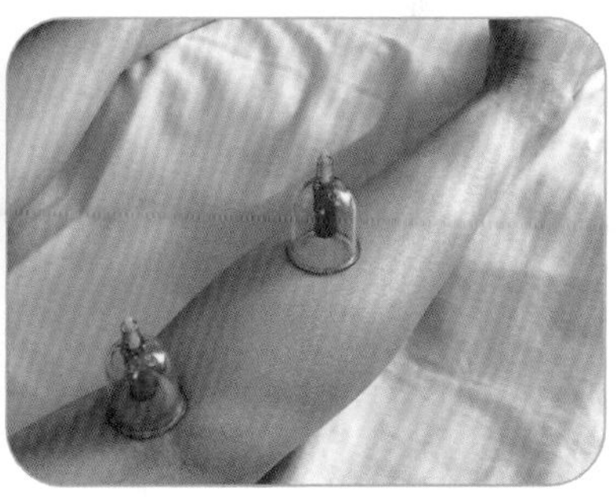

拔大椎、委中、承山

緩解手足冷

取穴

足三里、合谷、湧泉、大椎、命門。

注意事項

平時可輔助點按陽池穴，以酸脹為度。

拔罐前後保健

需飲水或橙汁 500 毫升。

拔罐療程

每日 1 次，15 次為 1 個療程。

拔罐方法與步驟

1. 在患者欲拔罐的穴位上塗按摩乳或凡士林。

2. 選擇大小適宜的玻璃罐或真空罐，仰臥位，用閃火法將罐吸拔於足三里、合谷穴，留罐 15～20 分鐘。然後俯臥位，將罐吸拔於大椎、命門、湧泉穴，留罐 15～20 分鐘。

自我調護

補充營養，多運動，睡前泡泡澡，禦寒衣物要充足。

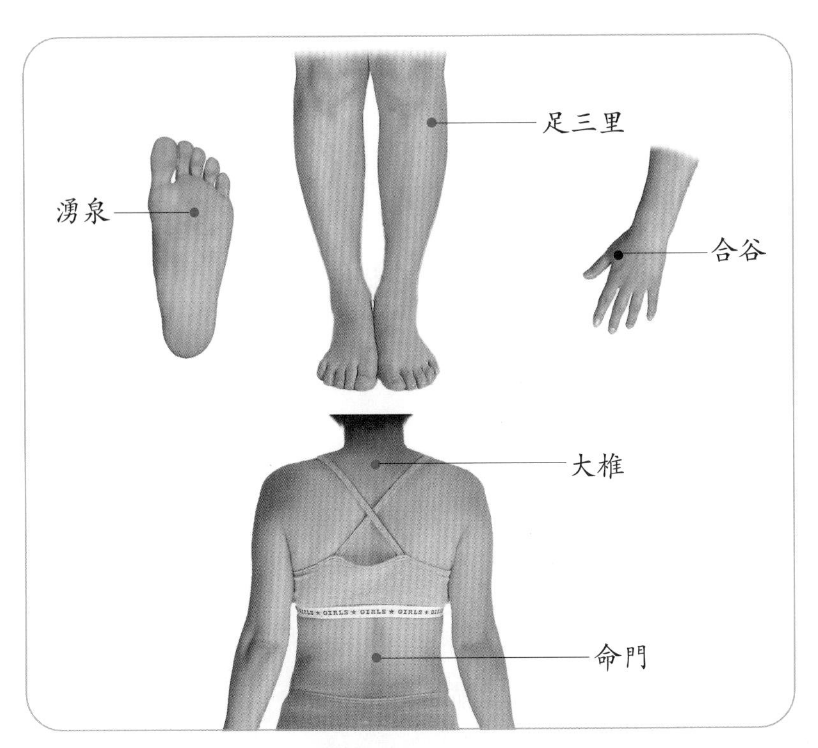

緩解手足冷取穴

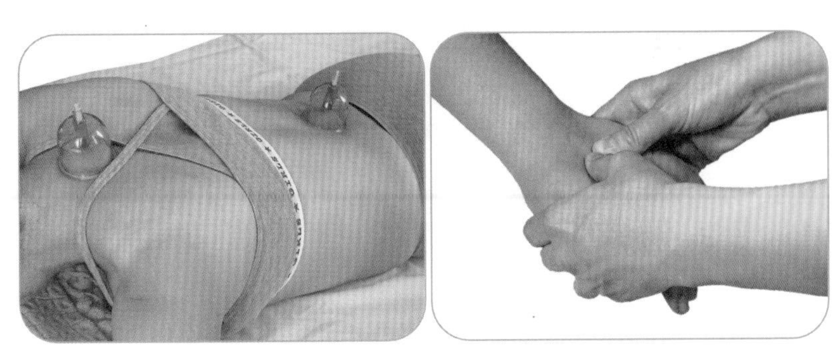

拔大椎、命門

點按陽池

聽　耳

取穴

聽會、聽宮、太陽、風池、完骨。

注意事項

平時可輔助按摩耳郭、捏耳垂、鑽耳眼、鳴天鼓各 20 次。

拔罐前後保健

需飲水或橙汁 500 毫升。

拔罐療程

每日 1 次，15 次為 1 個療程。

拔罐方法與步驟

1. 在患者欲拔罐的穴位上塗按摩乳或凡士林。

2. 選擇大小適宜的玻璃罐或真空罐，側臥位，用閃火法將罐吸拔於聽會、聽宮、太陽、風池、完骨穴，留罐 15～20 分鐘。

自我調護

避免噪音，慎掏耳朵，控制暴怒，可多補充含鎂的食物。如紫菜、芝麻、胡蘿蔔、香蕉等。

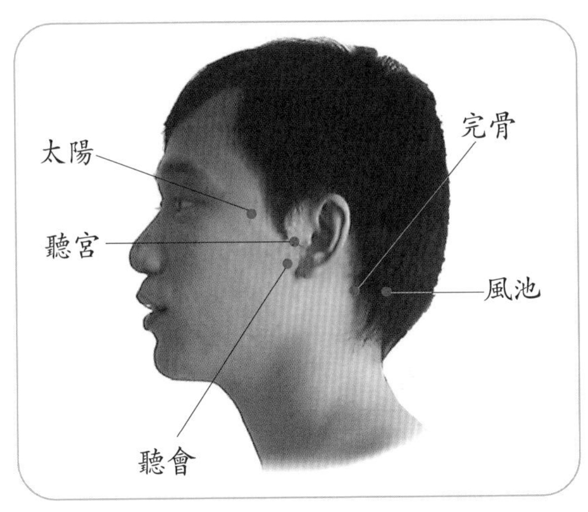

聽耳取穴

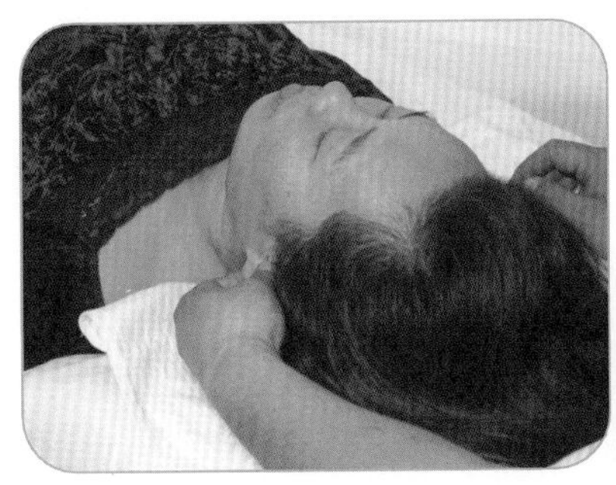

捏耳垂

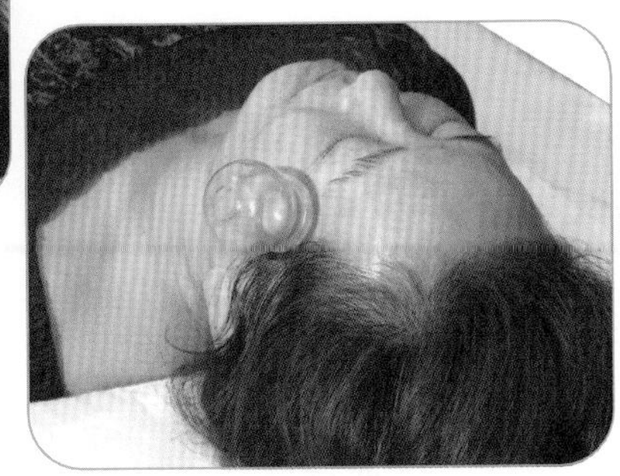

拔太陽

明 目

取穴

印堂、攢竹、太陽、四白、章門、期門、合谷。

注意事項

每天可輔助配合做眼保健操 1～2 次。

拔罐前後保健

需飲水或橙汁 500 毫升。

拔罐療程

每日 1 次，15 次為 1 個療程。

拔罐方法與步驟

1. 在患者欲拔罐的穴位上塗按摩乳或凡士林。

2. 選擇大小適宜的玻璃罐或真空罐，仰臥位，用閃火法將罐吸拔於印堂、攢竹、太陽、四白、章門、期門、合谷穴，留罐 15～20 分鐘。

自我調護

不吃或少吃辛辣刺激的食物，多吃一些清淡明目的食物，如芹菜、薺菜、決明子茶、綠豆粥等，另外，每工作 30 分鐘讓眼睛適度休息。

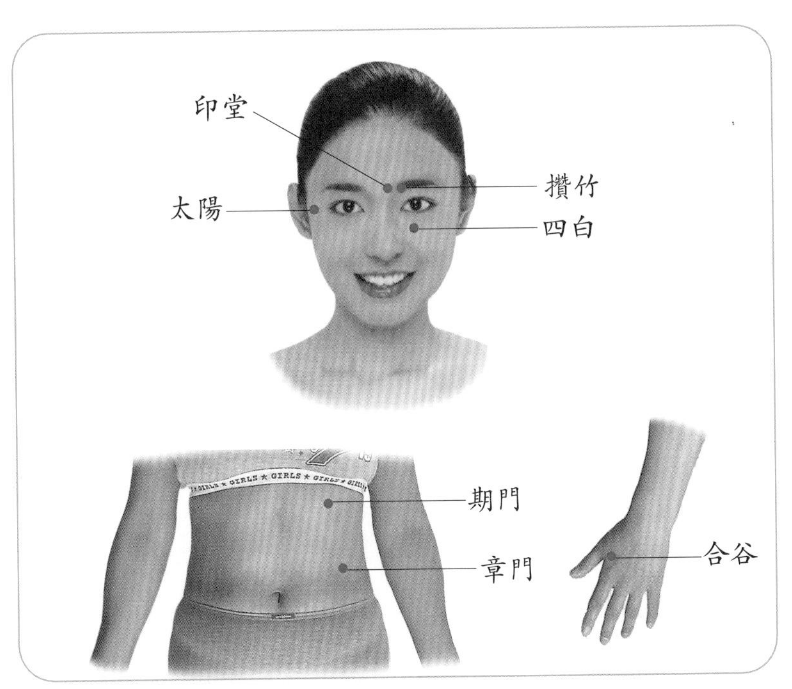

明目取穴

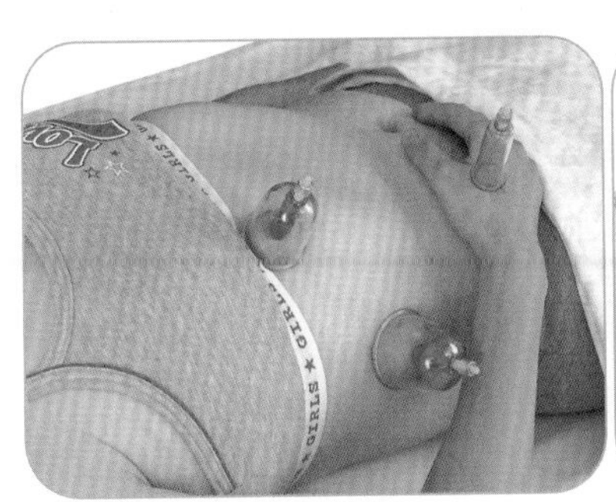

拔章門、期門、合谷

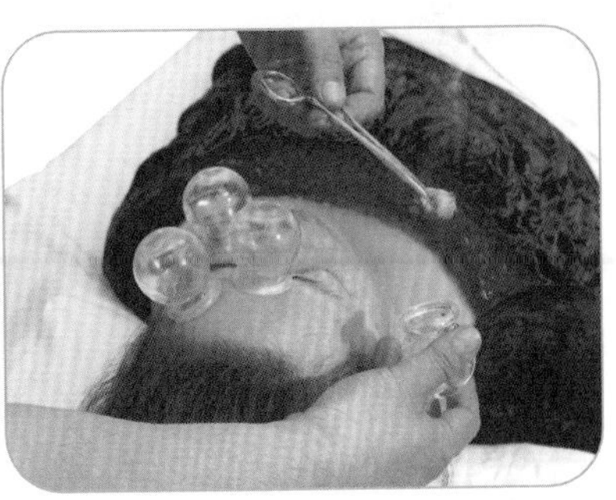

拔印堂、四白、太陽等穴

消除腿部水腫和脂肪

取穴

三陰交、太衝、豐隆、湧泉。

注意事項

平時可配合向心方向推擦下肢 60 次。

拔罐前後保健

需飲水或橙汁 500 毫升。

拔罐療程

每日 1 次，15 次為 1 個療程。

拔罐方法與步驟

1. 在患者欲拔罐的穴位上塗按摩乳或凡士林。

2. 選擇大小適宜的玻璃罐或真空罐，仰臥位，用閃火法將罐吸拔於三陰交、太衝、豐隆、湧泉穴，留罐 15～20 分鐘。

自我調護

不宜長時間站立和坐著，不宜長期穿高跟鞋，飲食不宜過鹹。

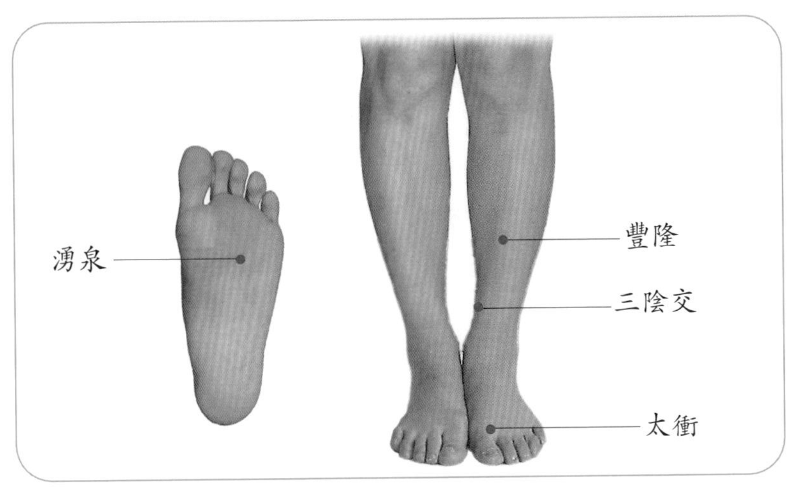

清除腿部水腫取穴

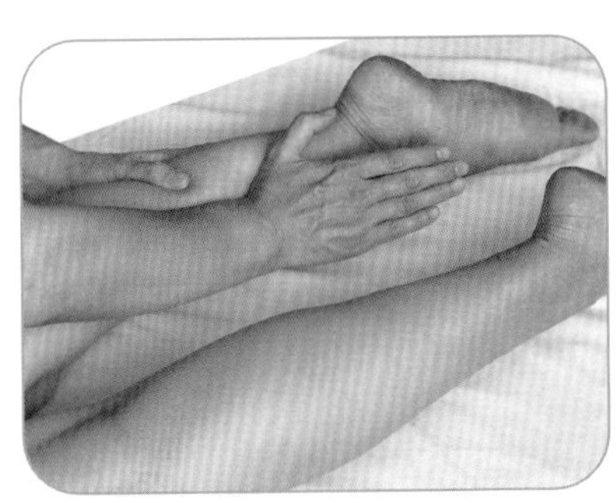

推擦下肢

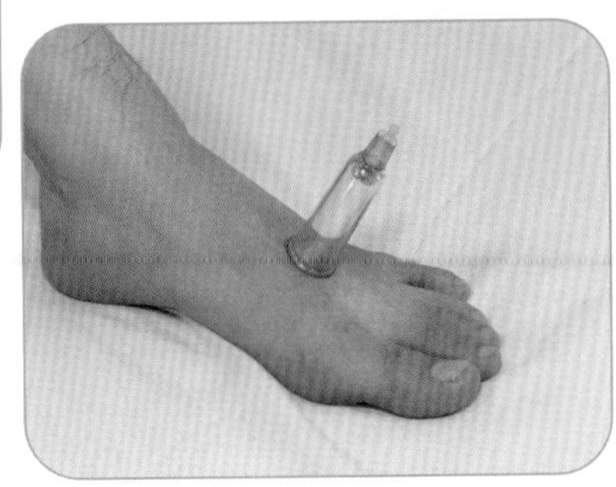

拔太衝

祛除口臭

取穴

水溝、大陵、脾俞、胃俞。

注意事項

平時可用藿香、佩蘭各 3 克，開水沖泡頻飲或含漱。

拔罐前後保健

需飲水或橙汁 500 毫升。

拔罐療程

每日 1 次，15 次為 1 個療程。

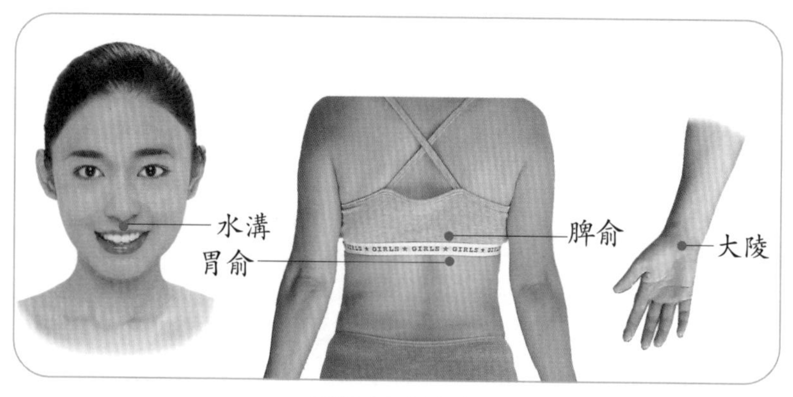

祛除口臭取穴

拔罐方法與步驟

1. 在患者欲拔罐的穴位上塗按摩乳或凡士林。

2. 選擇大小適宜的玻璃罐或真空罐，仰臥位，用閃火法將罐吸拔於水溝、大陵穴，留罐 15～20 分鐘。然後俯臥位，將罐吸拔於脾俞、胃俞穴，留罐 15～20 分鐘。

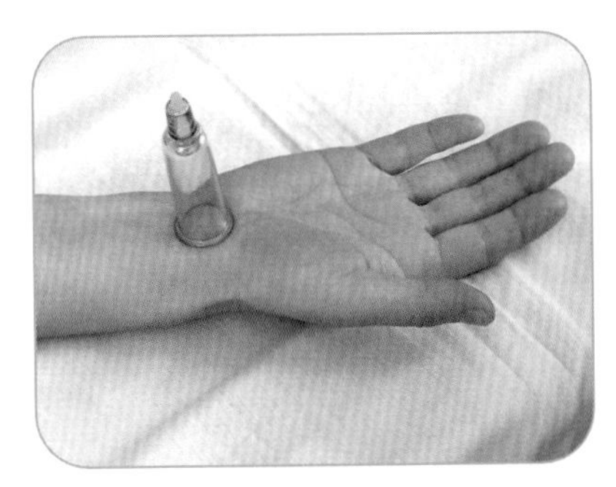

拔大陵

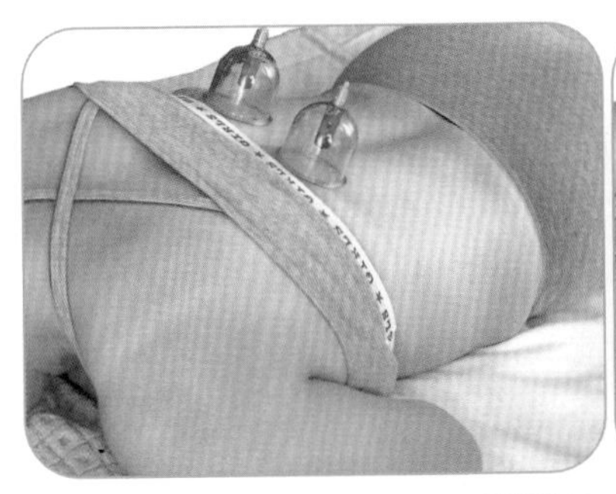

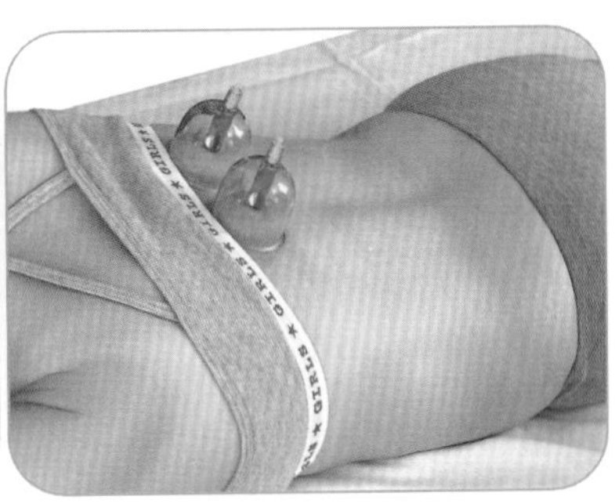

拔脾俞、胃俞

自我調護

保持口腔清潔衛生，定期潔牙，戒菸、戒酒，多吃新鮮蔬果，平時可喝點紅茶、咖啡，心情舒暢。

緩解皮膚過敏

取穴

百會、曲池、合谷、委中、血海。

注意事項

平時可用藿香、佩蘭各 3 克，開水沖泡頻飲或含漱。

拔罐前後保健

需飲水或橙汁 500 毫升。

拔罐療程

每日 1 次，15 次為 1 個療程。

拔罐方法與步驟

1. 在患者欲拔罐的穴位上塗按摩乳或凡士林。

2. 選擇大小適宜的玻璃罐或真空罐，仰臥位，用閃火法將罐吸拔於百會、曲池、合谷、血海穴，留罐 15～20 分鐘。然後俯臥位，將罐吸拔於委中穴，留罐 15～20 分鐘。

自我調護

保持充足的睡眠，堅持用冷水洗臉，沖涼，避免過度的日曬，盡量不化妝或不化濃妝，多吃富含維生素 C 的食物。

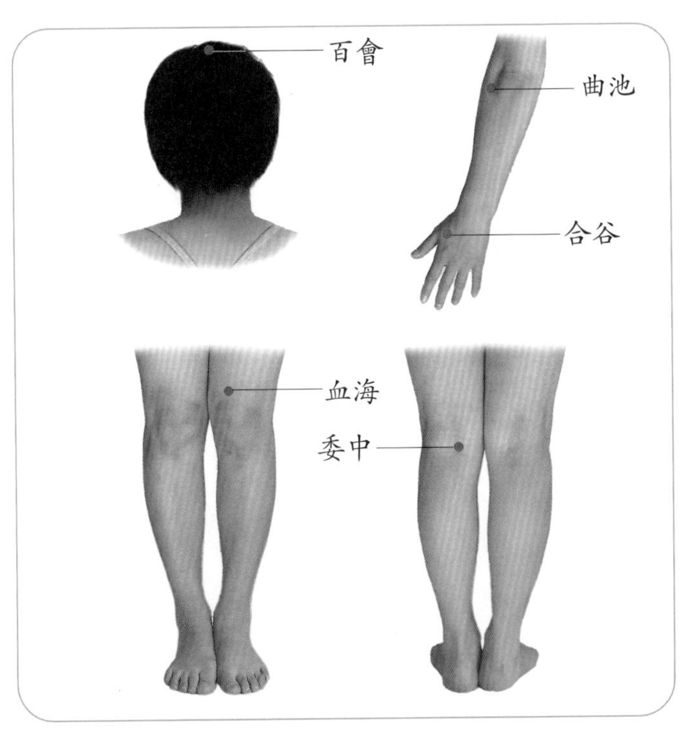

皮膚過敏取穴

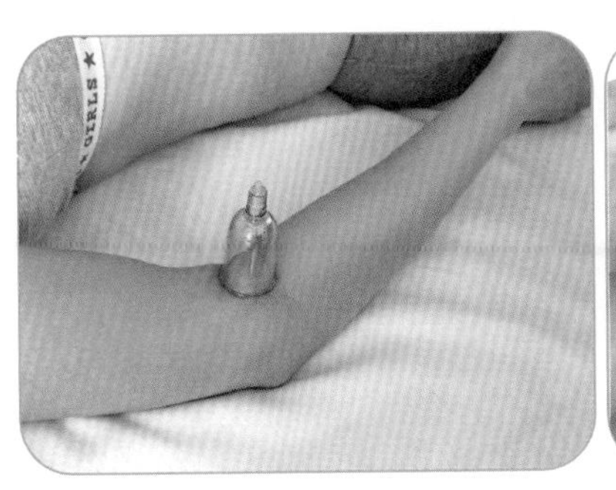

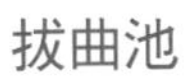
拔曲池

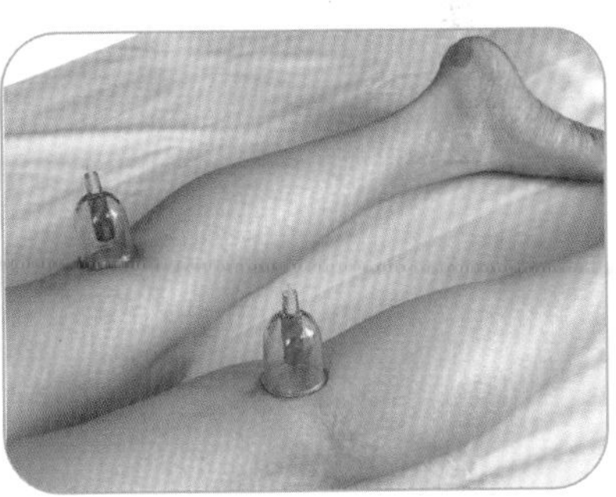

拔委中

拔罐治療疾病

感冒

取穴

大椎、風門、肺俞。

注意事項

適用於風寒型感冒。為加強療效，可在局部先行三棱針點刺 2～3 下，再拔罐，以溢血為度。

拔罐前後保健

需飲水或橙汁 500 毫升。

拔罐療程

每日 1 次，15 次為 1 個療程。

拔罐方法與步驟

1. 在患者欲拔罐的穴位上塗按摩乳或凡士林。

2. 患者伏坐位或者俯臥位，選擇大小適宜的火罐或真空罐，將罐拔於穴位上，直至皮膚潮紅為度，留罐 10～15 分鐘。

自我調護

平時多進行一些全身性的運動，如打太極拳、慢跑等，以增強體質。

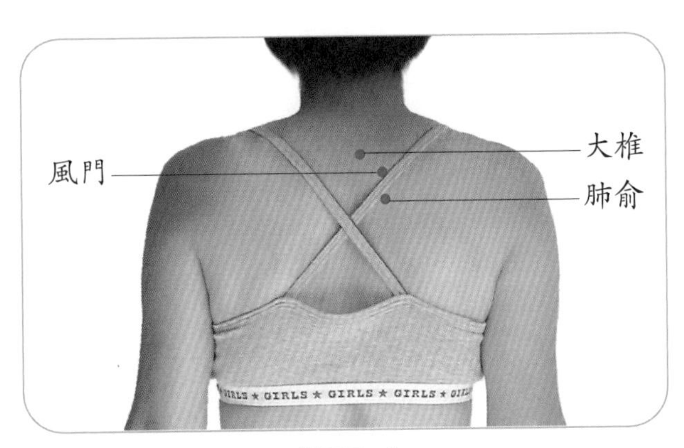

感冒取穴

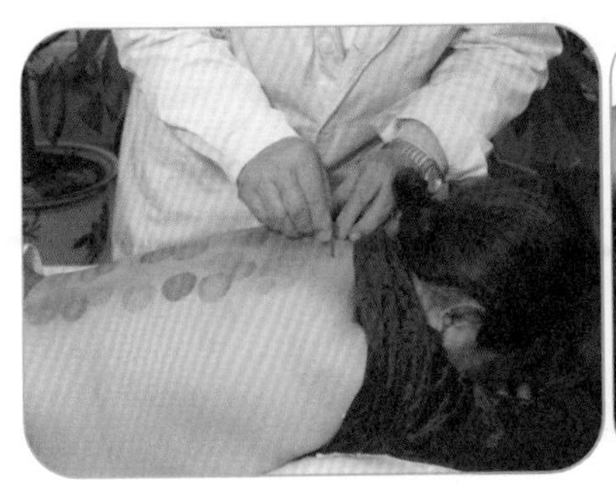

點刺大椎

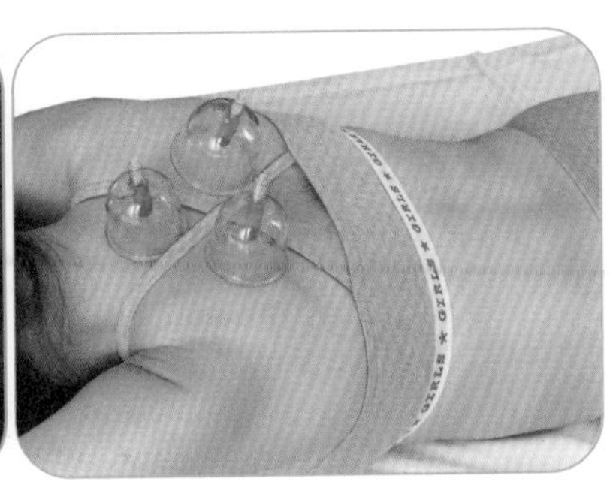

拔大椎、風門、肺俞

慢性支氣管炎

取穴

天突、膻中、中府、大椎、肺俞、腎俞。

注意事項

可在背部肺俞穴拔淤血性火罐；待病情有顯著好轉時可隔日治療1次。

拔罐前後保健

需飲水或橙汁500毫升。

拔罐療程

每日1次，15次為1個療程。

拔罐方法與步驟

1. 在患者欲拔罐的穴位上塗按摩乳或凡士林。

2. 選擇大小適宜的火罐或真空罐，仰臥位，先拔天突、膻中、中府穴，留罐10～15分鐘；俯臥位，再拔大椎、肺俞、腎俞，留罐10～15分鐘。

自我調護

平時注意下肢與足部保暖，防止感冒，加強體育鍛鍊，適當戶外活動，以增強體質。

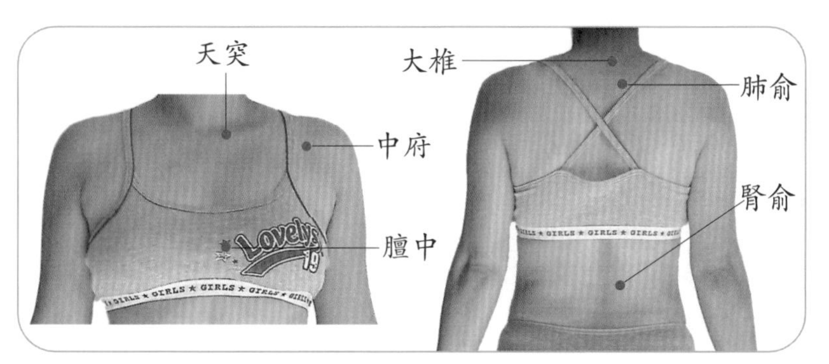

支氣管炎取穴

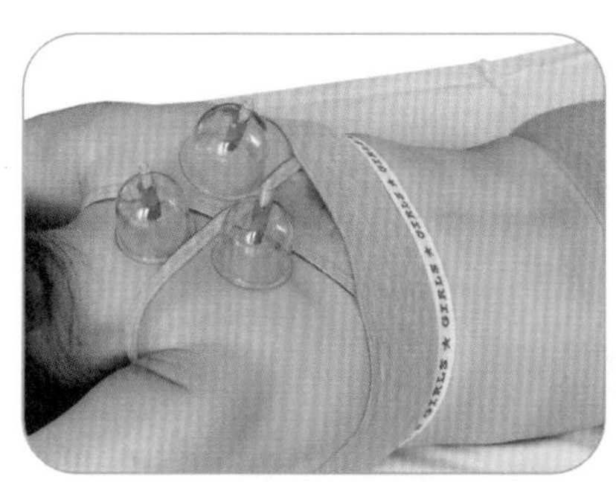
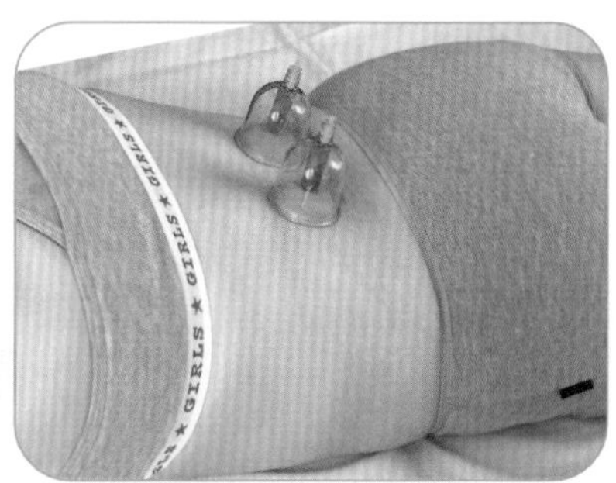

拔大椎、肺俞、腎俞

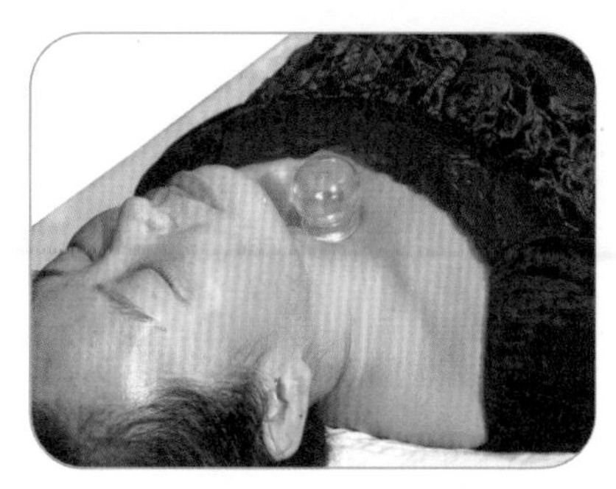

拔天突

呃逆（打嗝）

取穴
膻中、中脘、足三里、膈俞。

注意事項
有嚴重心臟病患者，膻中穴處拔罐要慎重。

拔罐前後保健
需飲水或橙汁 500 毫升。

拔罐療程
每日 1 次，15 次為 1 個療程。

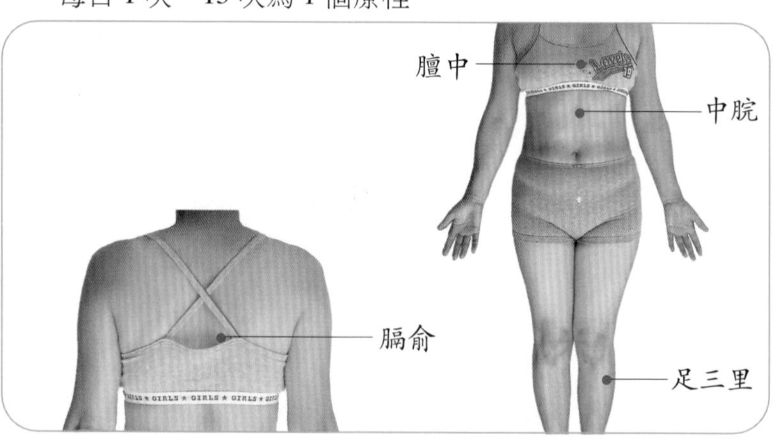

呃逆取穴

拔罐方法與步驟

1. 在患者欲拔罐的穴位上塗按摩乳或凡士林。

2. 選擇大小適宜的火罐或真空罐，先仰臥位，將罐吸拔於膻中、中脘、足三里穴，留罐 10～15 分鐘；再俯臥位，吸拔膈俞穴，留罐 10～15 分鐘。

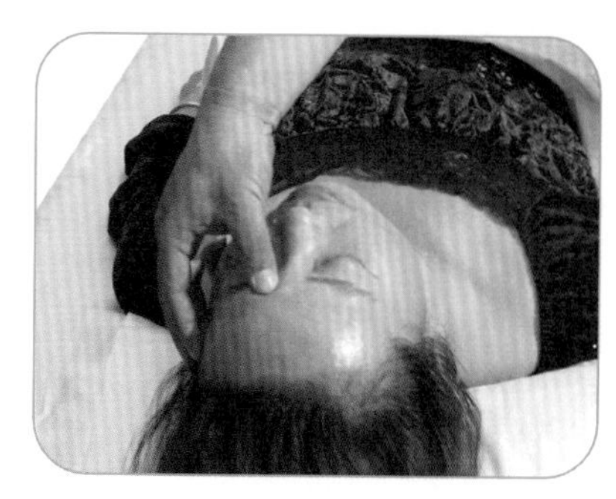

按止呃穴

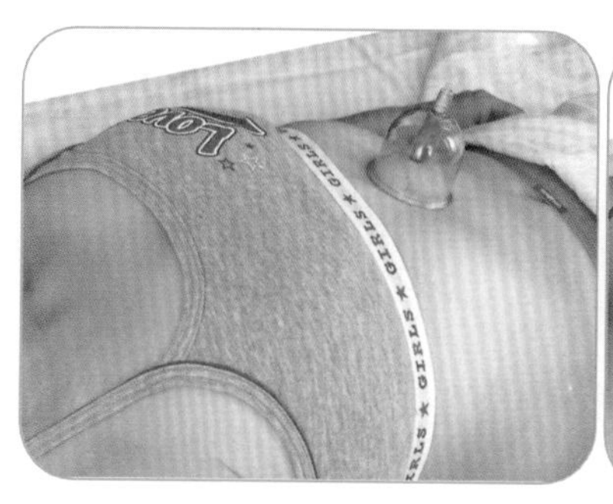

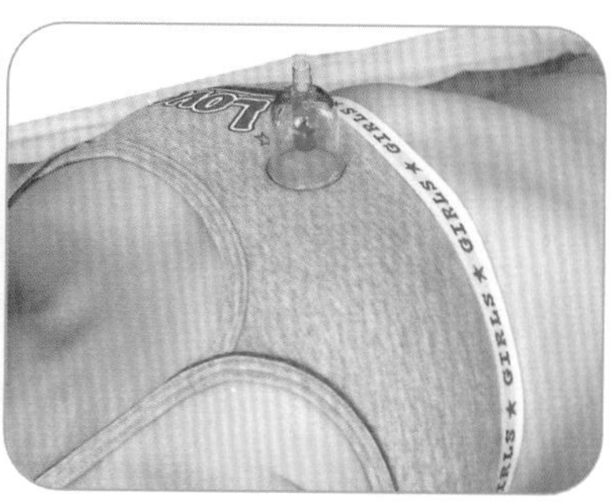

拔中脘、膻中

自我調護

呃逆發生時，可用拇指指端按壓眼眶壁上緣內側凹陷處止呃穴，按壓時斜向內上方用力，以感到有明顯酸脹感，以能耐受為度，一般按壓 1～2 分鐘即可止呃。

高血壓

取穴

大椎、曲池、足三里、三陰交、太衝、委中、心俞、肝俞、脾俞、胃俞、腎俞。

注意事項

可配合推橋弓 50 下。

拔罐前後保健

需飲水或橙汁 500 毫升。

拔罐療程

每日 1 次，15 次為 1 個療程。

拔罐方法與步驟

1. 在患者欲拔罐的穴位上塗按摩乳或凡士林。

2. 選擇大小適宜的火罐或真空罐，俯臥位，先拔大椎、委中、心俞、肝俞、脾俞、胃俞、腎俞穴，留罐 10～15 分鐘。再仰臥位，拔曲池、足三里、三陰交、太衝穴，留罐 10～15 分鐘。

自我調護

避免精神緊張和過度疲勞，保持樂觀情緒，適當參加體育鍛鍊，忌菸酒，少吃高脂肪和高鈉鹽食物。

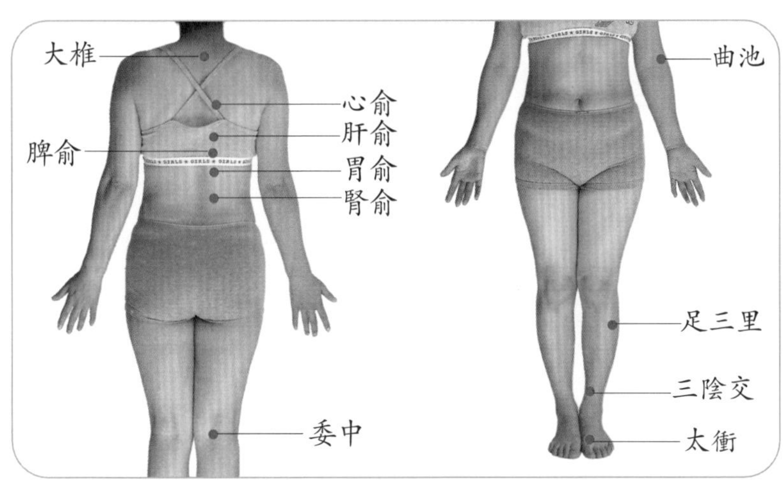

高血壓取穴

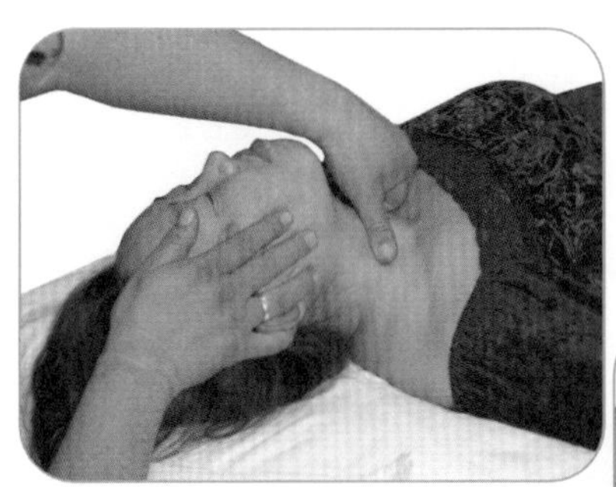

推橋弓

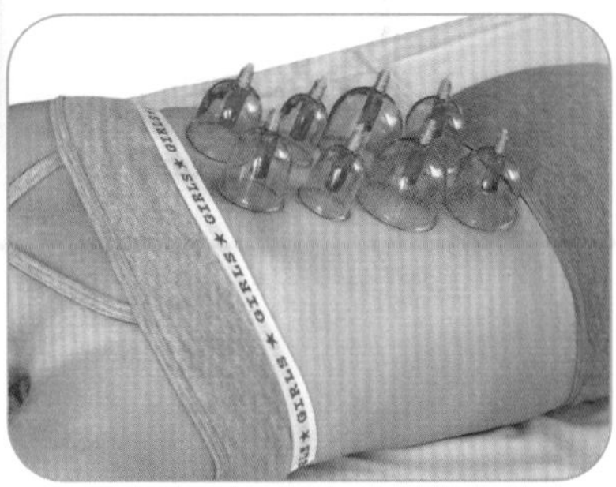

拔背部穴位

糖尿病

取穴

肺俞、胰俞、脾俞、腎俞、關元、足三里。

注意事項

可採用背部穴位走罐，至皮膚潮紅或皮膚出現淤點為止。

拔罐前後保健

需飲水或橙汁 500 毫升。

拔罐療程

每日 1 次，15 次為 1 個療程。

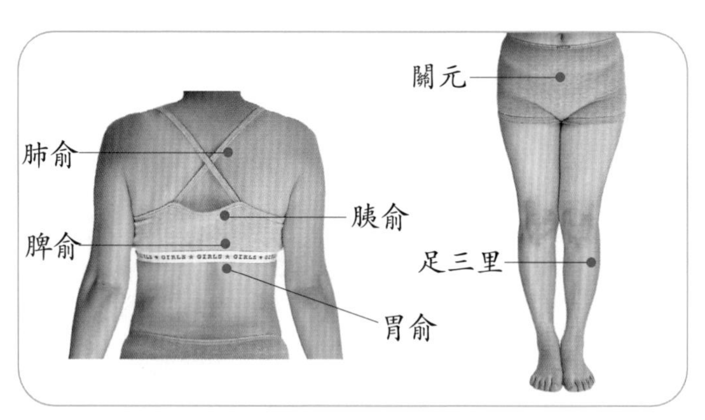

糖尿病取穴

拔罐方法與步驟

1. 在患者欲拔罐的穴位上塗按摩乳或凡士林。

2. 選擇大小適宜的火罐或真空罐，仰臥位，先拔關元、足三里穴，留罐 15～20 分鐘。然後再拔肺俞、胰俞、脾俞、腎俞穴，留罐 15～20 分鐘。

自我調護

強調飲食控制，適當進行體力活動和體育鍛鍊。

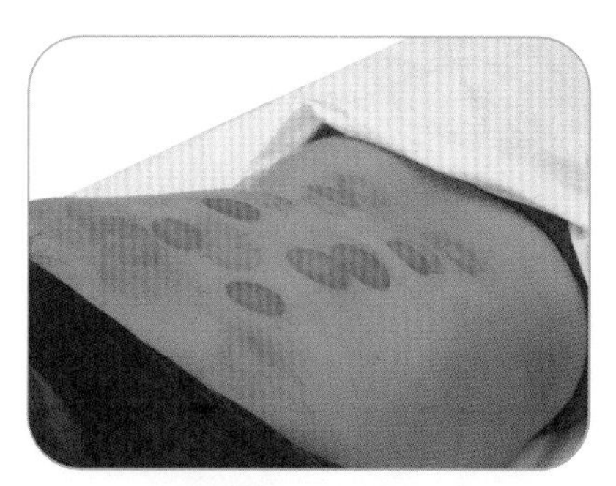

走罐留下的淤點

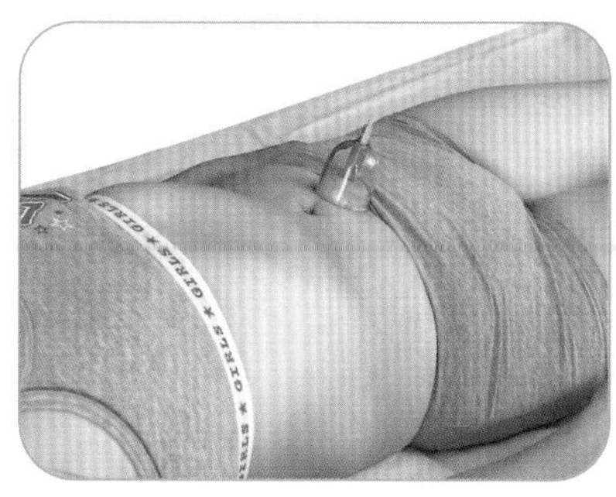

拔關元

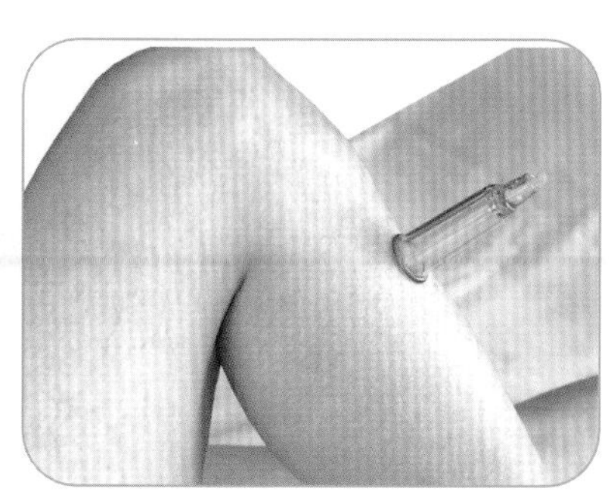

拔足三里

慢性胃炎

取穴
中脘、梁門、足三里、肝俞、脾俞、胃俞。

注意事項
治療期間，少食辛辣等有刺激性的食物。

拔罐前後保健
需飲水或橙汁 500 毫升。

拔罐療程
每日 1 次，15 次為 1 個療程。

拔罐方法與步驟
1. 在患者欲拔罐的穴位上塗按摩乳或凡士林。

2. 選擇大小適宜的火罐或真空罐，俯臥位，先吸拔於肝俞、脾俞、胃俞穴，留罐 10～15 分鐘。起罐後，再仰臥位，拔中脘、梁門、足三里穴，留罐 10～15 分鐘。

自我調護
生活起居要有規律，養成良好的飲食習慣，注意腹部保暖。

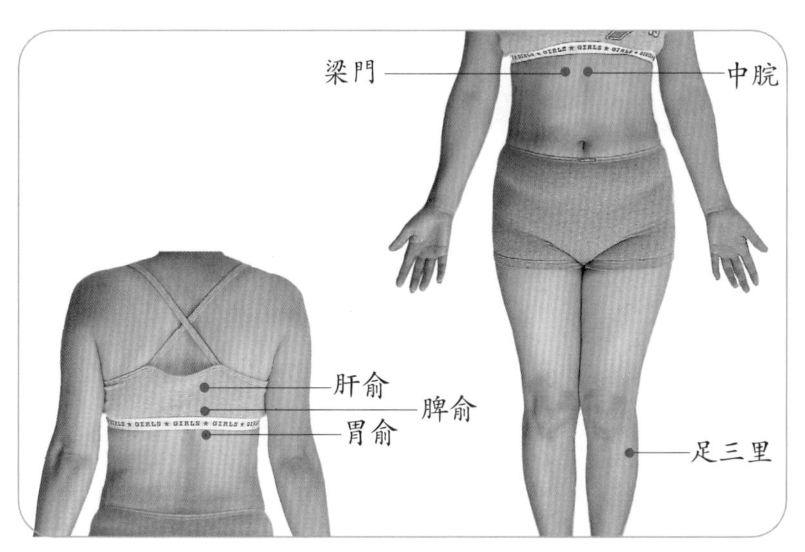

胃炎取穴

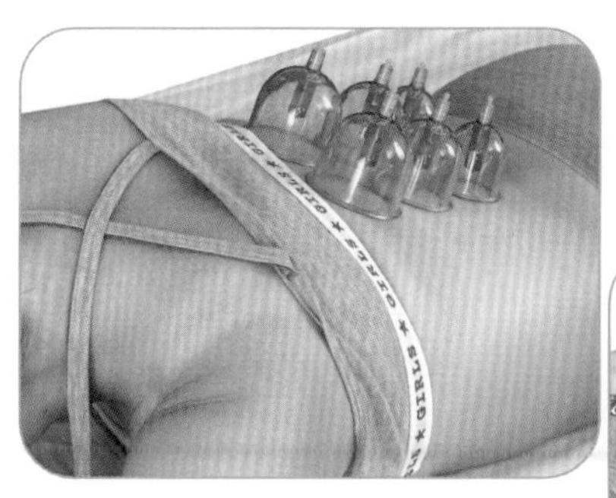

拔肝兪、脾兪、胃兪

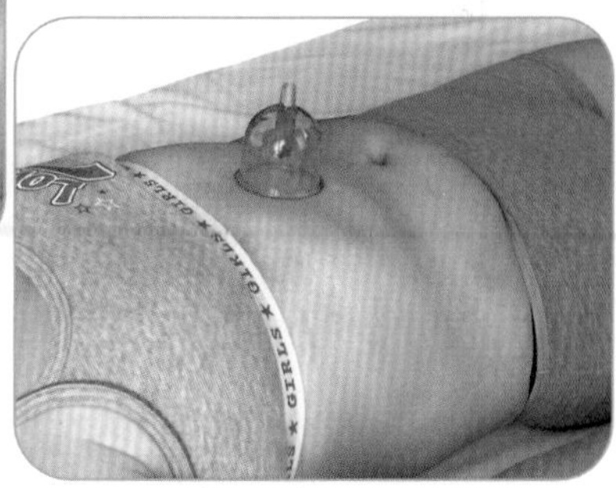

拔中脘

慢性膽囊炎

取穴

膽囊、肝俞、膽俞。

注意事項

本法同樣適合治療膽石症、膽絞痛。

拔罐前後保健

需飲水或橙汁 500 毫升。

拔罐療程

每日 1 次，15 次為 1 個療程。

拔罐方法與步驟

1. 在患者欲拔罐的穴位上塗按摩乳或凡士林。

2. 俯臥位，選擇大小適宜的火罐或真空罐，吸拔於膽囊穴、肝俞、膽俞穴，留罐 15～20 分鐘。

自我調護

調節飲食，不吃油膩及難消化的食物，避免暴飲暴食。

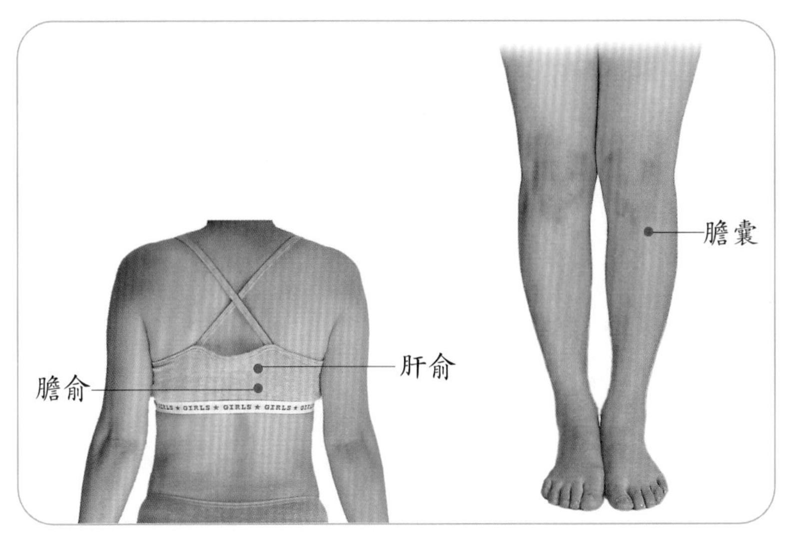

膽囊炎取穴

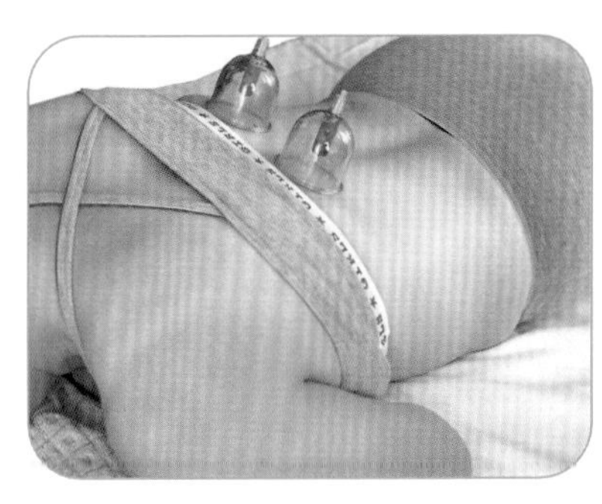

拔肝兪

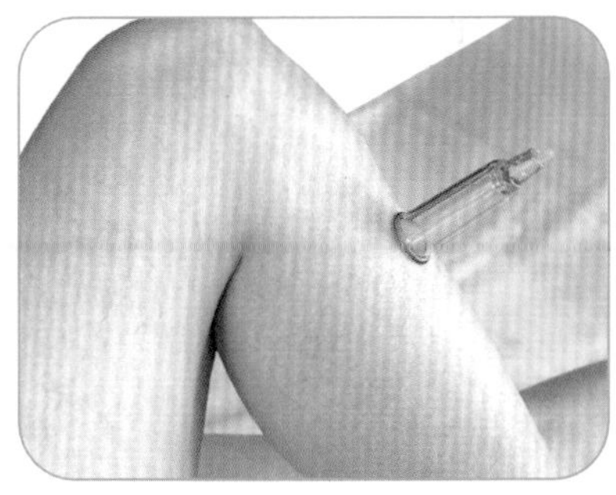

拔膽囊

中風後遺症

取穴

背部督脈和足太陽膀胱經的穴位；上肢癱瘓：取肩髃、曲池、外關；下肢癱瘓：取環跳、居髎、承扶、陽陵泉、足三里；面癱：下關、頰車、地倉。

注意事項

可沿督脈及背部脊柱兩側的足太陽膀胱經循行，做上下來回走罐數次，直至局部皮膚潮紅。

拔罐前後保健

需飲水或橙汁 500 毫升。

拔罐療程

每日 1 次，15 次為 1 個療程。

拔罐方法與步驟

1. 在患者欲拔罐的穴位上塗按摩乳或凡士林。

2. 俯臥位，用閃火法將大小適中的火罐吸拔於心俞、腎俞、足三里、三陰交穴，留罐 10～15 分鐘。

自我調護

本病的康復與病程的長短有直接關係，應盡早治療；同時加強患側肢體的功能鍛鍊，防止褥瘡產生。

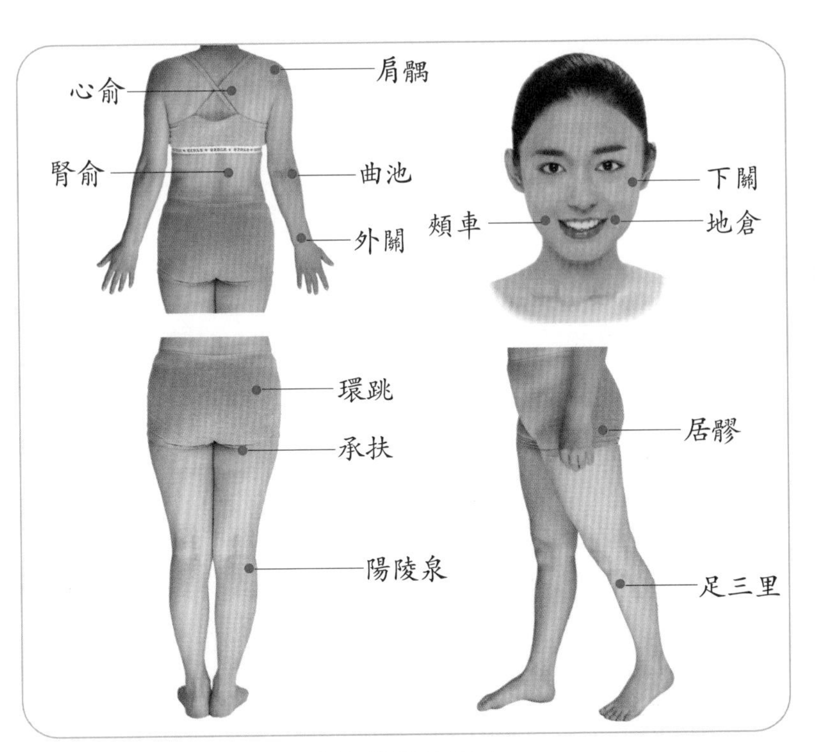

中風後遺症取穴

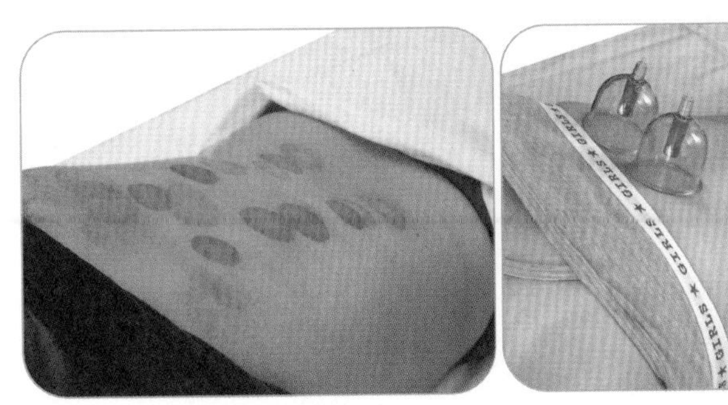

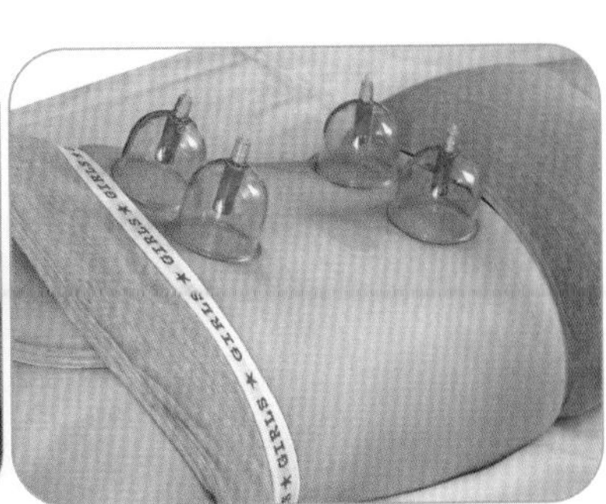

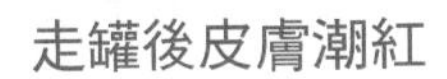

走罐後皮膚潮紅

拔心俞、腎俞

更年期綜合徵

取穴

心俞、腎俞、足三里、三陰交，背部督脈及足太陽膀胱經穴。

注意事項

可沿督脈及背部脊柱兩側的足太陽膀胱經循行，做上下來回走罐數次，直至局部皮膚潮紅。

拔罐前後保健

需飲水或橙汁 500 毫升。

拔罐療程

每日 1 次，15 次為 1 個療程。

拔罐方法與步驟

1. 在患者欲拔罐的穴位上塗按摩乳或凡士林。

2. 俯臥位，用閃火法將大小適中的火罐吸拔於心俞、腎俞、足三里、三陰交穴，留罐 10～15 分鐘。

自我調護

要瞭解更年期的生理變化特點，做好心理準備，學會自我調節，最大限度地預防諸多不適反應的出現。

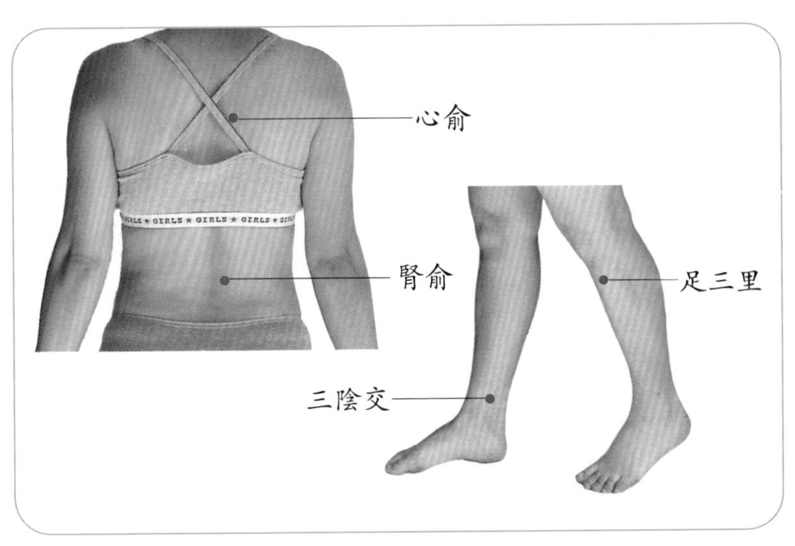

更年期綜合徵取穴

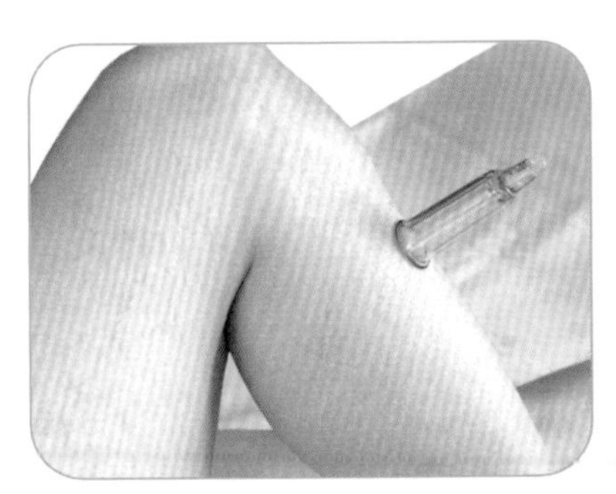

拔足三里

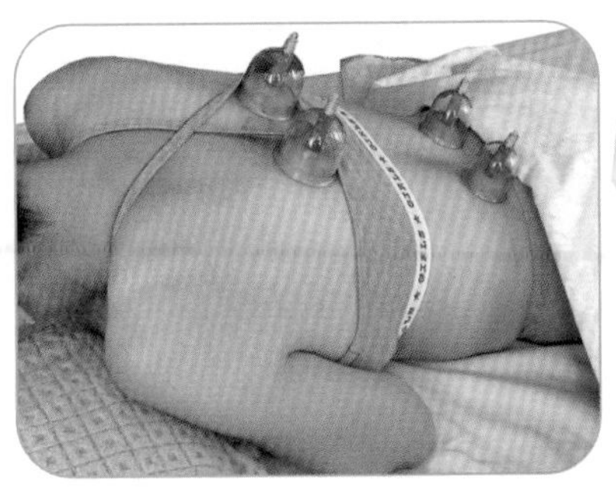

拔心兪、腎兪

落 枕

取穴

大椎、壓痛點。

注意事項

可先用拇指指腹按壓落枕穴，以局部酸脹為度，同時囑病人活動頸部，等病情緩解後，再行拔罐治療。

拔罐前後保健

需飲水或橙汁 500 毫升。

拔罐療程

每日 1 次，3 次為 1 個療程。

拔罐方法與步驟

1. 在患者欲拔罐的穴位上塗按摩乳或凡士林。

2. 用閃火法將大小適中的火罐吸拔於大椎穴及頸部壓痛點，留罐 10～15 分鐘。必要時可推拉走罐 5～10 次。

自我調護

避免當風受涼，睡覺時枕頭軟硬得當，高低適宜，平時經常做頸部保健操。

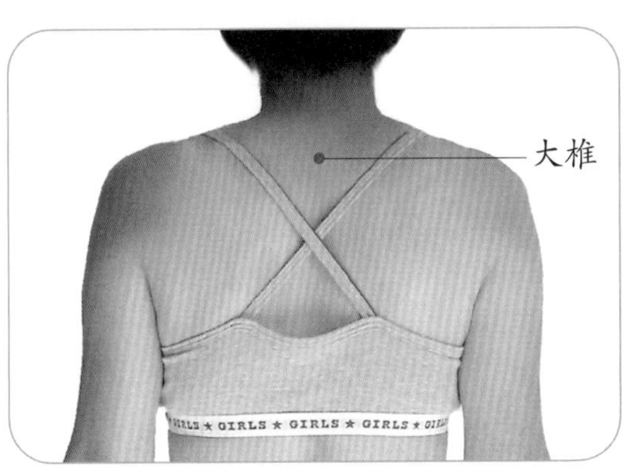

落枕取穴

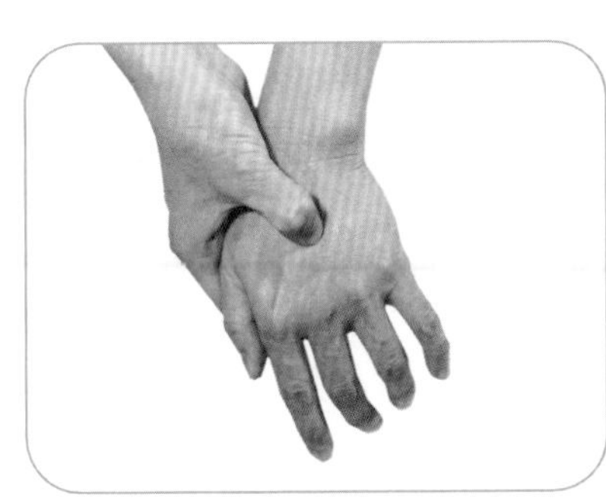

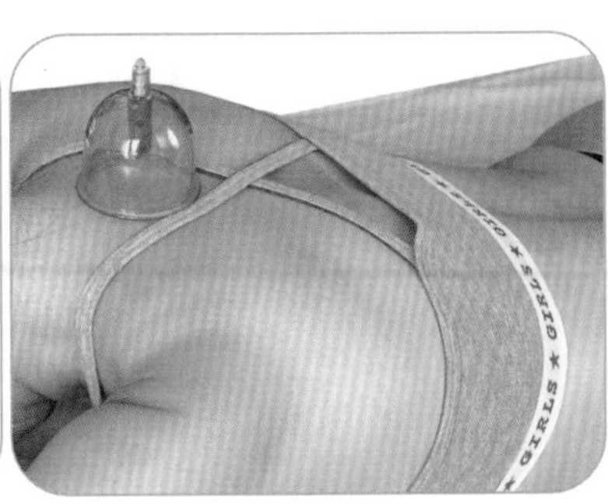

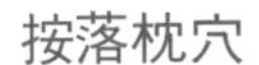

按落枕穴

拔大椎

頸椎病

取穴

頸部夾脊穴、壓痛點、大椎、肩井、天宗、曲池、手三里、外關。

注意事項

可沿頸部脊柱兩旁做上下來回走罐數次，直至局部皮膚潮紅。

拔罐前後保健

需飲水或橙汁 500 毫升。

拔罐療程

每日 1 次，15 次為 1 個療程。

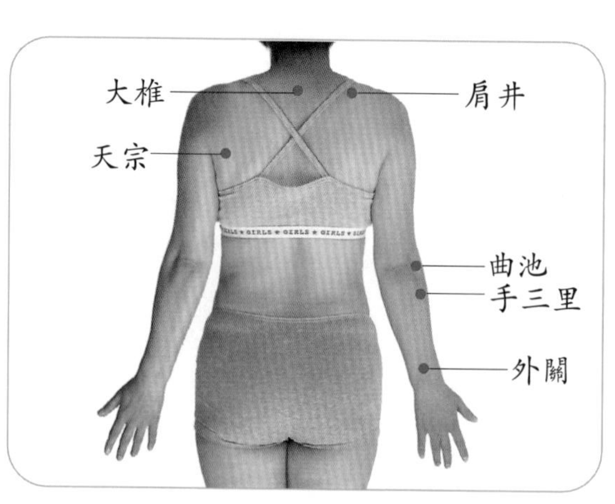

頸椎病取穴

拔罐方法與步驟

1. 在患者欲拔罐的穴位上塗按摩乳或凡士林。

2. 坐位或俯臥位，選擇大小適宜的玻璃罐或真空罐，若頸痛拔頸部夾脊穴、大椎、壓痛點；若肩背痛加拔肩井、天宗穴；若上肢麻痛加拔曲池、手三里、外關穴，留罐 10～15 分鐘。

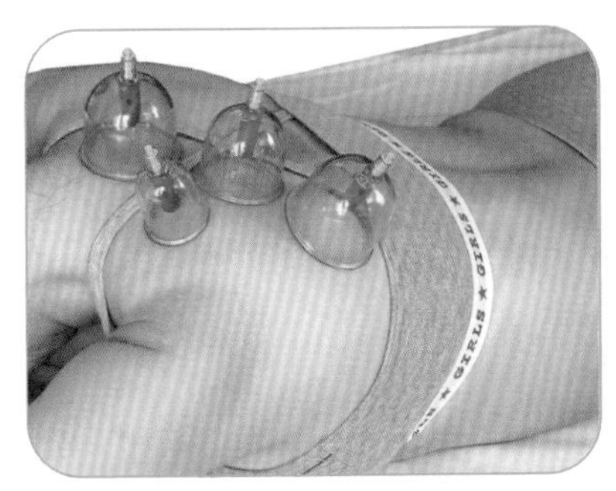

拔大椎、肩井、天宗、夾脊穴

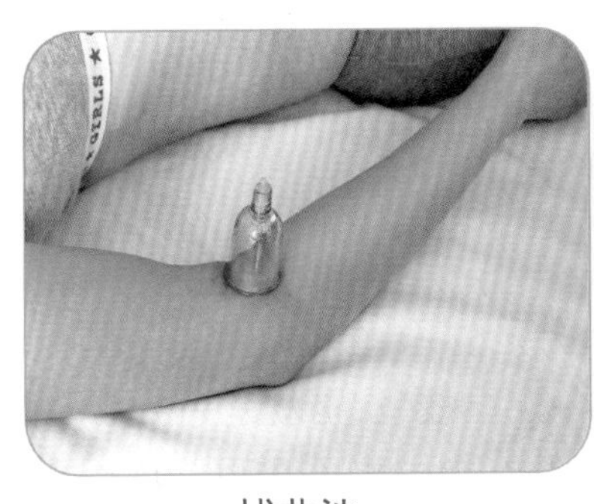

拔曲池

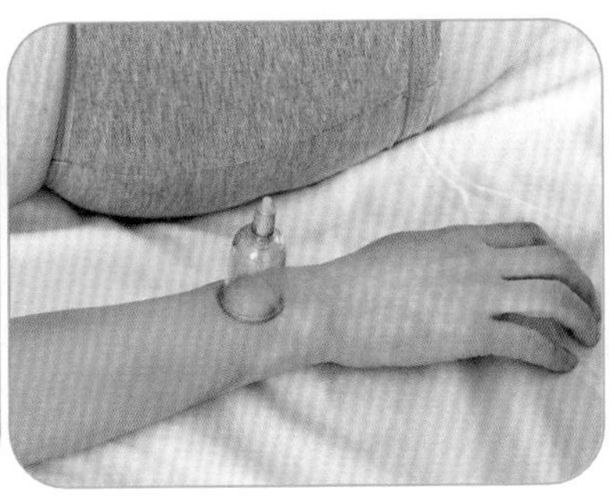

拔外關

自我調護

矯正不良的低頭姿勢，睡眠時枕頭高低適中，同時加強頸部肌肉的功能鍛鍊。

肩周炎

取穴

肩髎、肩髃、肩前、天宗、壓痛點。

注意事項

嚴重者可用梅花針叩刺肩關節周圍壓痛點，至皮膚點狀出血，然後立即拔罐，拔出少量血液，起罐後擦淨皮膚上的血液，用碘伏棉球消毒即可。

拔罐前後保健

需飲水或橙汁 500 毫升。

拔罐療程

每日 1 次，15 次為 1 個療程。

拔罐方法與步驟

1. 在患者欲拔罐的穴位上塗按摩乳或凡士林。

2. 坐位或健側臥位，選擇大小適中的火罐，用閃火法將罐吸拔於患肩部肩髎、肩髃、肩前、天宗穴及壓痛點，留罐 10～15 分鐘。

自我調護

治療期間忌過度勞累，同時注意保暖，還要進行患肩主動功能鍛鍊。

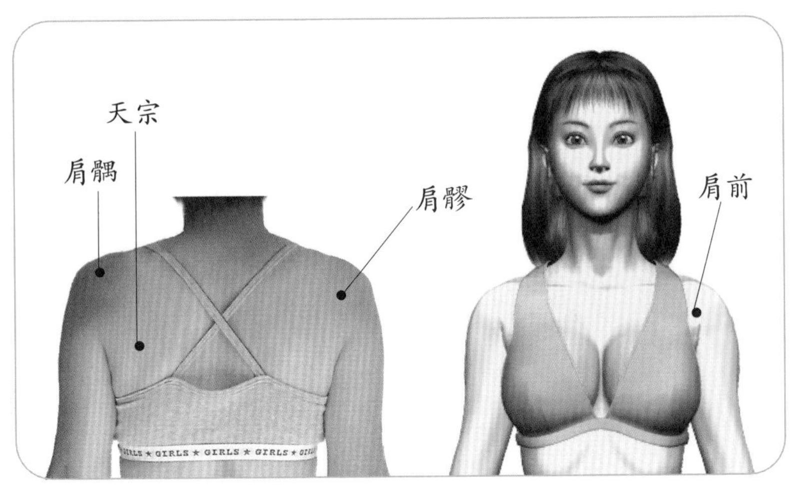

肩周炎取穴

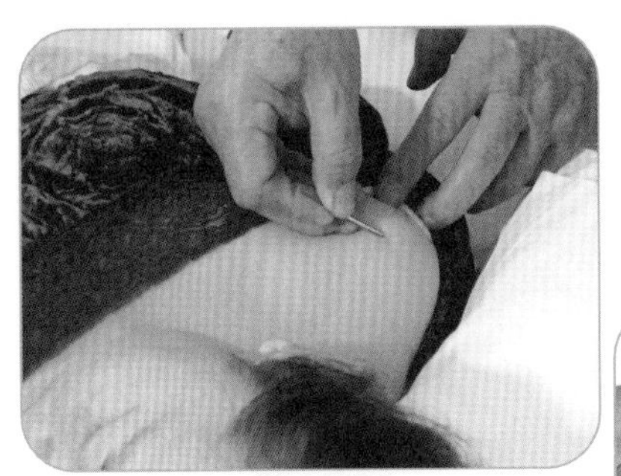

點刺壓痛點

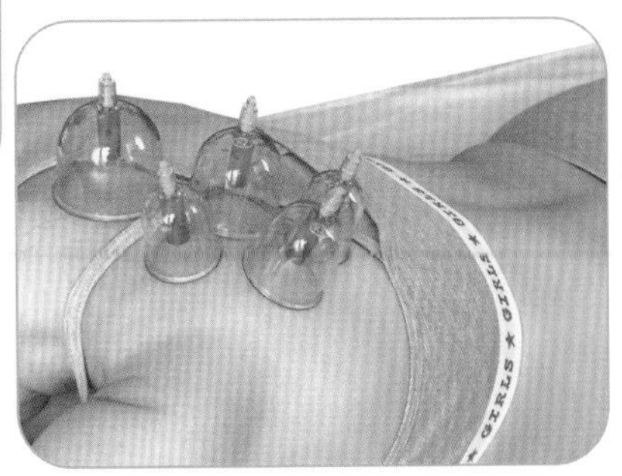

拔肩前、天宗、壓痛點

網球肘

取穴

壓痛點、合谷、曲池。

注意事項

因該病症狀較局限，通常採用刺絡拔罐法。

拔罐前後保健

需飲水或橙汁 500 毫升。

拔罐療程

隔日 1 次。

拔罐方法與步驟

局部消毒後，用三棱針點刺肘部壓痛點 3～5 下或用梅花針（七星針）叩刺出血，然後立即拔罐，留罐 10～15 分鐘，拔出少量血液，起罐後擦淨皮膚上的血液，用碘伏棉球消毒即可。

自我調護

注意休息，局部保暖防寒，避免提拉重物。平時可進行自我按摩點揉雙側合谷、曲池各 200 下，再揉患側肘部壓痛點 5 分鐘，按擦患側前臂，以透熱為度。

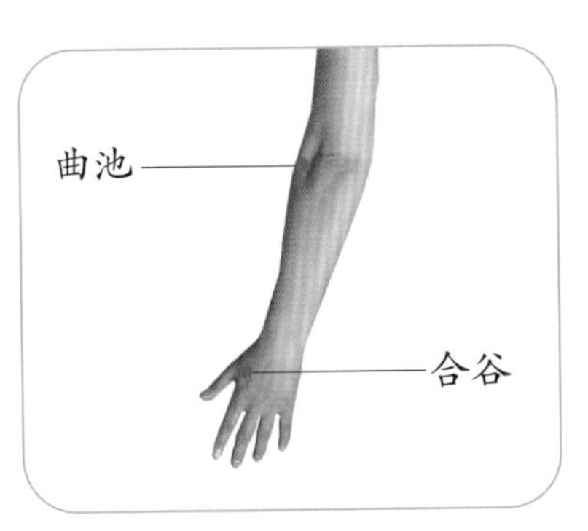

網球肘取穴

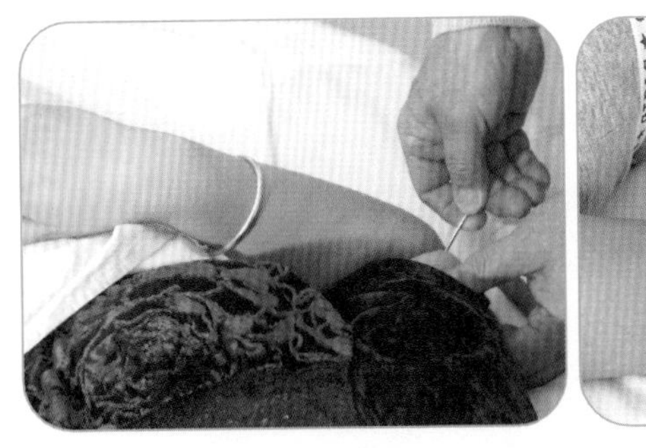

點刺壓痛點

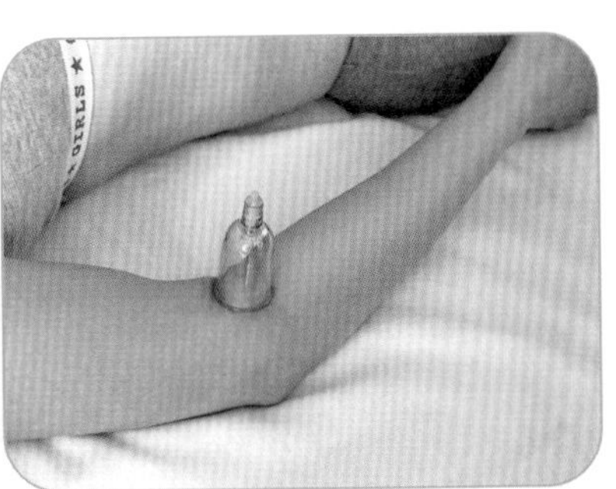

拔病變部位

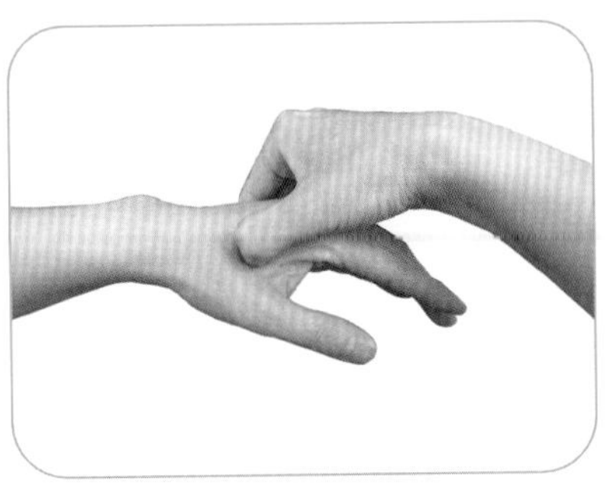

點按合谷

急性腰扭傷

取穴

腰部壓痛點、委中、人中、腰痛穴。

注意事項

可先按壓人中（腰脊正中痛）或腰痛穴（兩側腰肌痛），並囑患者同時活動腰部，待症狀緩解後，再行拔罐治療。

拔罐前後保健

需飲水或橙汁 500 毫升。

拔罐療程

每日 1 次，3 次為 1 個療程。

拔罐方法與步驟

1. 在患者欲拔罐的穴位上塗按摩乳或凡士林。

2. 俯臥位，選擇大小適中的火罐，用閃火法將罐吸拔於腰部壓痛點、委中穴，留罐 10～15 分鐘。

自我調護

扭傷後，在皮膚無破損的情況下，立即冷敷，使血管收縮，以減輕腫脹疼痛，24 小時後再貼傷濕止痛膏。這樣既可減少疼痛，也可縮短病程。

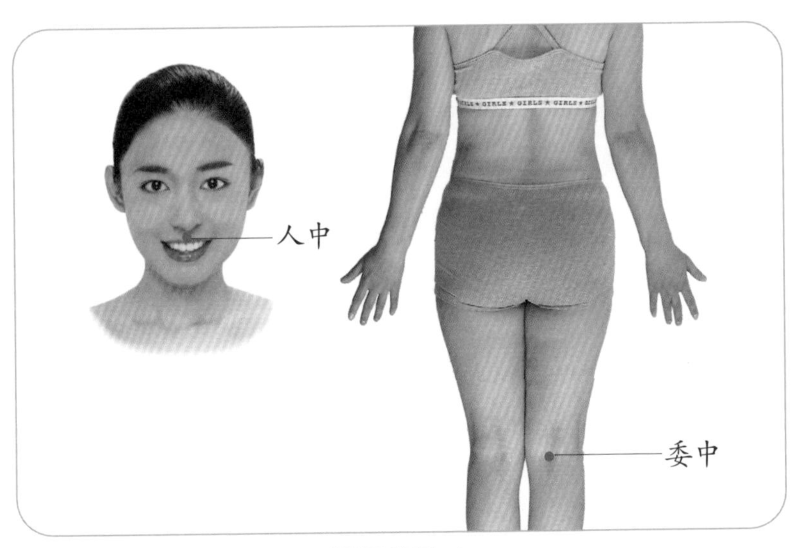

腰扭傷取穴

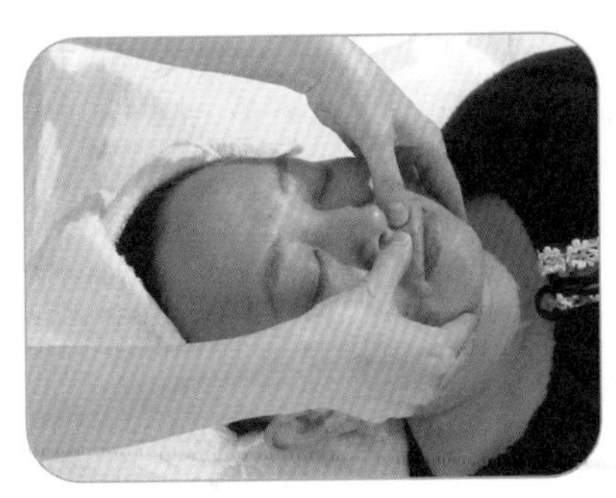

按壓人中

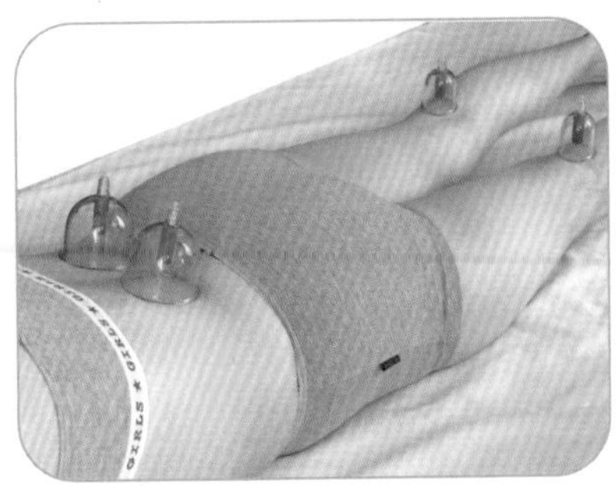

拔腰部壓痛點、委中

慢性腰肌勞損

取穴

腎俞、大腸俞、壓痛點、委中。

注意事項

病程長者，可沿腰部足太陽膀胱經循行，做上下來回推拉走罐數次，直至局部皮膚潮紅。

拔罐前後保健

需飲水或橙汁 500 毫升。

拔罐療程

每日 1 次，15 次為 1 個療程。

拔罐方法與步驟

1. 在患者欲拔罐的穴位上塗按摩乳或凡士林。

2. 俯臥位，選擇大小適中的火罐，用閃火法將罐吸拔於腎俞、大腸俞、腰部壓痛點、委中穴，留罐 15～20 分鐘。

自我調護

宜睡硬板床，注意腰部保暖，工作生活中要盡可能變換姿勢，加強腰背肌肉鍛鍊。

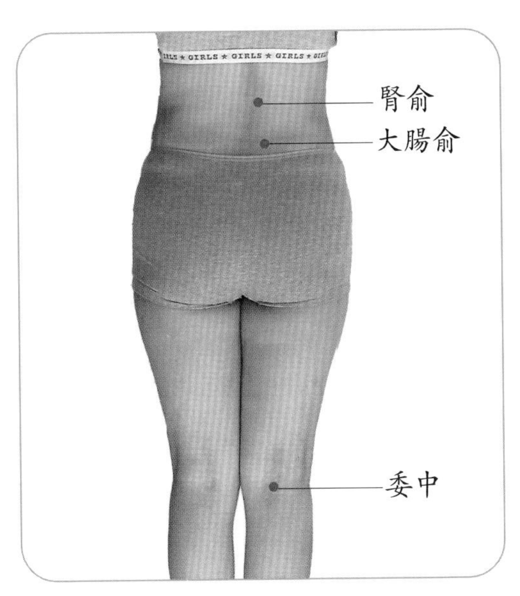

腰肌勞損取穴

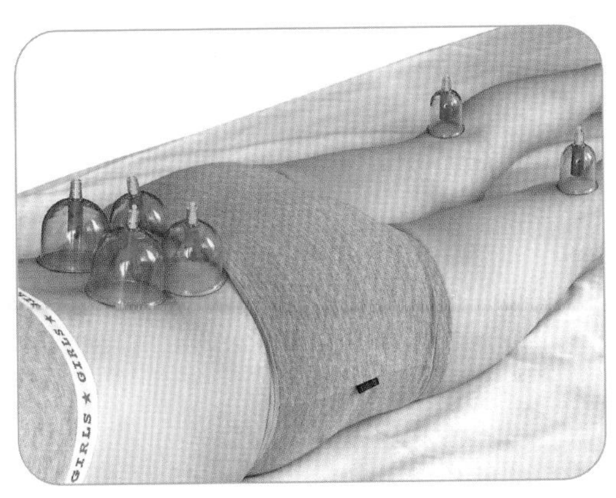

拔腎俞、大腸俞、委中

腰椎間盤突出症

取穴

腎俞、大腸俞、八髎、環跳、居髎、承扶、壓痛點、委中、承山。

注意事項

急性發作者，可沿腰部足太陽膀胱經循行，做上下來回推拉走罐數次，直至局部皮膚潮紅。

拔罐前後保健

需飲水或橙汁 500 毫升。

拔罐療程

每日 1 次，15 次為 1 個療程。

拔罐方法與步驟

1. 在患者欲拔罐的穴位上塗按摩乳或凡士林。

2. 患者俯臥位，選擇大小適中的火罐，用閃火法將罐吸拔於腰部壓痛點、腎俞、大腸俞、八髎、環跳、居髎、承扶、委中、承山穴，留罐 15～20 分鐘。

自我調護

堅持睡硬板床，注意腰部保暖，需要寬腰帶固定腰部，減少腰部前俯後仰的活動，病情好轉後加強腰背肌肉鍛鍊。

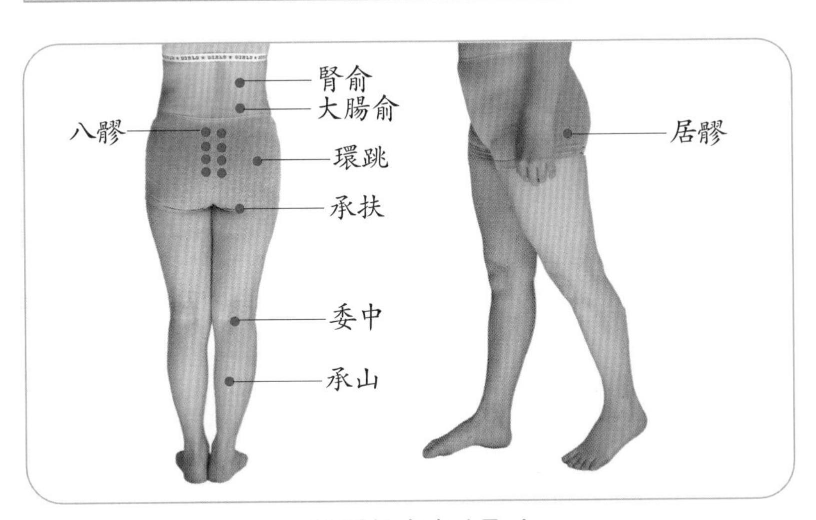

腰椎間盤突出症取穴

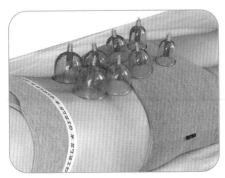

拔腰間、臀部穴位

近　視

取穴

印堂、太陽、心俞、膈俞、肝俞、腎俞。

注意事項

平時可輔助配合做眼保健操。

拔罐前後保健

需飲水或橙汁 500 毫升。

拔罐療程

每日 1 次，15 次為 1 個療程。

拔罐方法與步驟

1. 在患者欲拔罐的穴位上塗按摩乳或凡士林。

2. 患者仰臥位，選擇大小適中的玻璃罐，用閃火法將罐吸拔於印堂、太陽穴，留罐 10～15 分鐘。然後再俯臥位，將罐吸拔於心俞、膈俞、肝俞、腎俞穴，留罐 10～15 分鐘。

自我調護

糾正不良的閱讀習慣，注意用眼衛生，經常向遠處眺望。

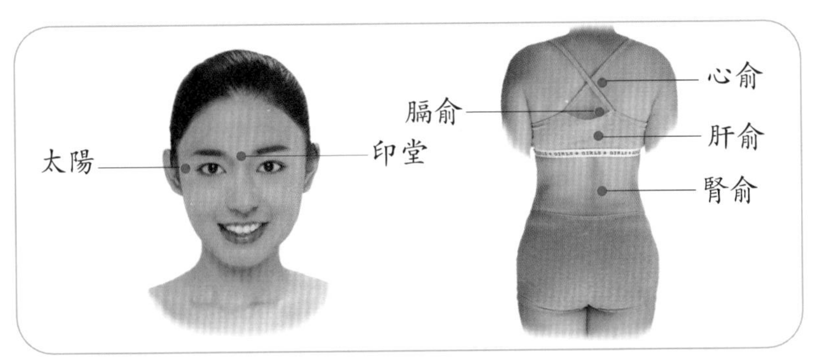

近視取穴

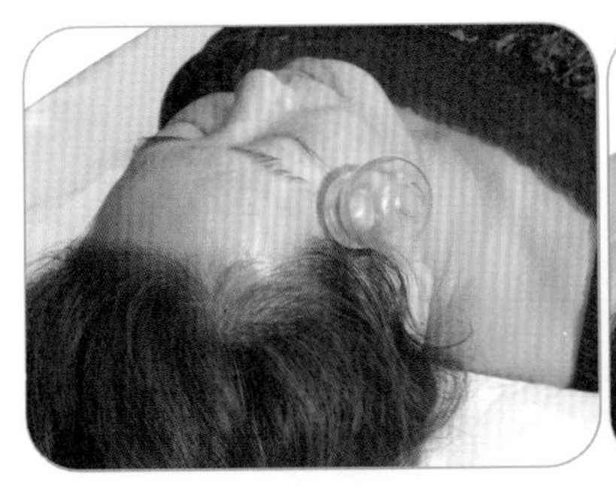

拔太陽

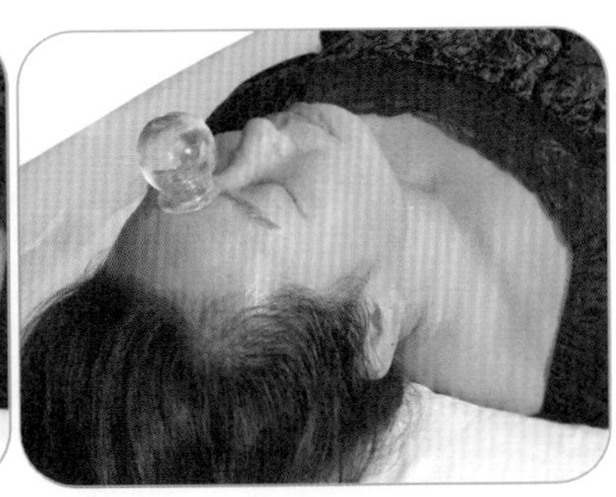

拔印堂

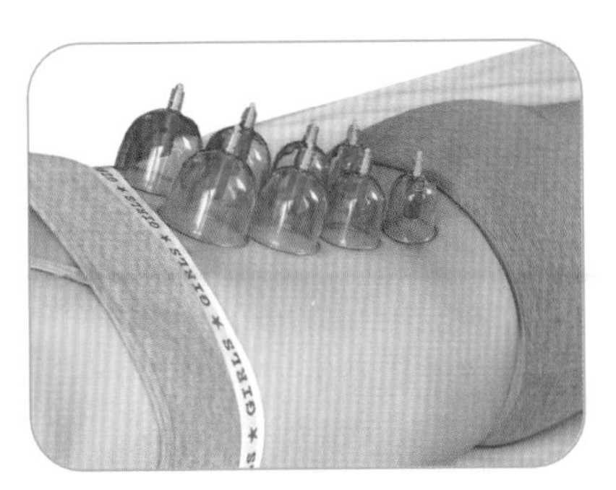

拔心俞、膈俞、肝俞、腎俞

帶狀疱疹

取穴

以痛為俞（指疼痛的部位）。

注意事項

注意水疱的處理和防止感染。

拔罐前後保健

需飲水或橙汁 500 毫升。

拔罐療程

每日 1 次，3 次為 1 個療程。

拔罐方法與步驟

在起水疱的病變區消毒皮膚，用消毒的針灸針將水疱逐個挑刺破，對紅腫的小丘疹用針從小丘疹的頂點處刺進 1.0～1.5 公分，然後根據病變部位的大小選擇適當的火罐在病灶處吸拔，在火罐內可吸出少量的血漿和鮮血，火罐內見皮膚呈暗紫色淤血狀，留罐 10～15 分鐘，去掉火罐，將血漿和鮮血擦淨，用碘伏紗布外敷固定好。

自我調護

早期治療效果較好，若有合併症，應盡快綜合治療。

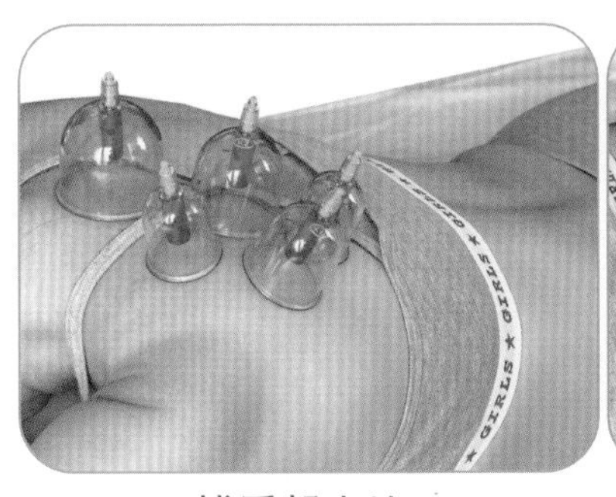

拔肩部病灶

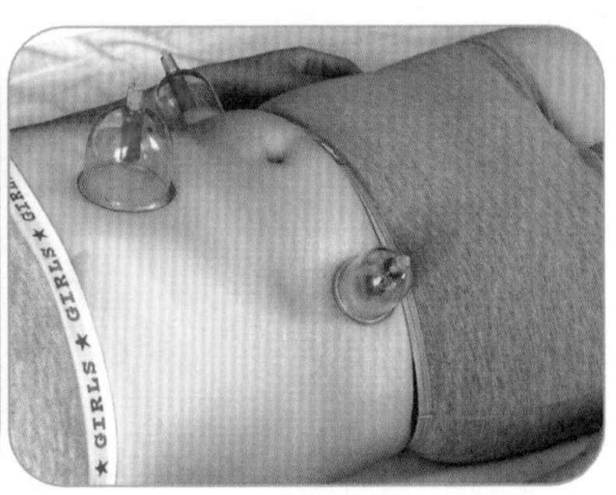

拔腹部病灶

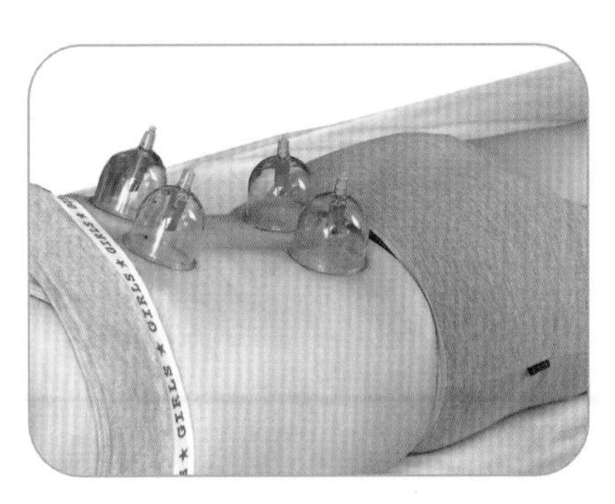

拔腰部病灶

神經性皮炎

取穴

尺澤、委中。

注意事項

也可用梅花針在病損局部叩刺，至皮膚出現散在出血點，立即拔罐，留罐 10～15 分鐘，去掉火罐，將血擦淨，用碘伏棉球局部消毒即可。

拔罐前後保健

需飲水或橙汁 500 毫升。

拔罐療程

急性期可隔日治療 1 次，慢性期每週治療 2 次。

拔罐方法與步驟

在尺澤、委中穴常規消毒後，用三棱針點刺出血，再拔罐 5～10 分鐘，去掉火罐，將血擦淨，用碘伏局部消毒即可。尺澤與委中二穴可交替使用。

自我調護

避免日曬、搔抓、摩擦、肥皂水洗滌等刺激，同時禁食菸酒，限制辛辣、濃茶、咖啡等食物。

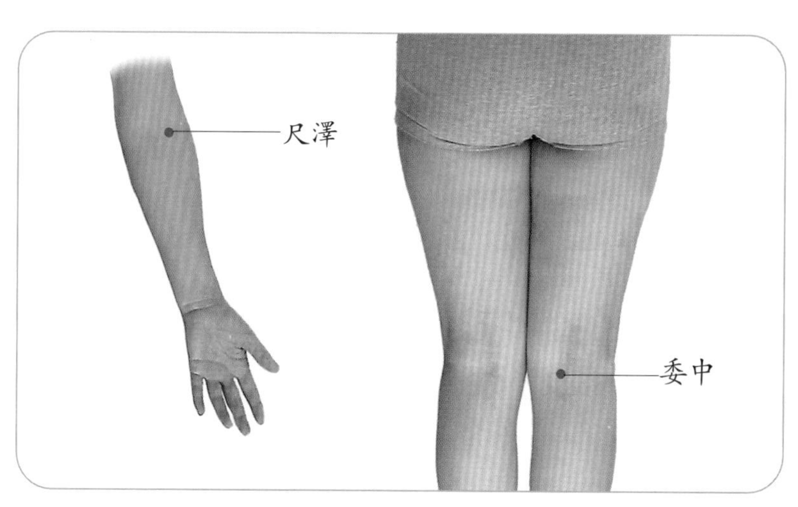

神經性皮炎取穴

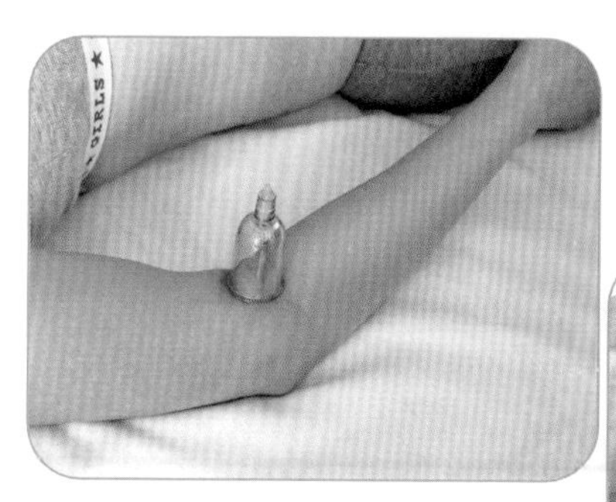

拔尺澤

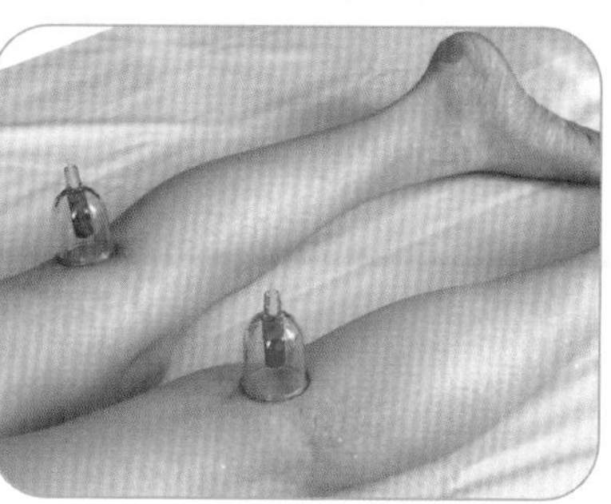

拔委中

面癱

取穴

印堂、太陽、陽白、下關、四白、牽正、頰車、承漿。

注意事項

平時可輔助按揉上述穴位。

拔罐前後保健

需飲水或橙汁 500 毫升。

拔罐療程

每日 1 次，15 次為 1 個療程。

拔罐方法與步驟

1. 在患者欲拔罐的穴位上塗按摩乳或凡士林。

2. 選擇大小適中的玻璃罐或真空罐，每次選取 1～2 個穴，用閃火法吸拔，留罐 15～20 分鐘。

自我調護

外出時應戴口罩、眼罩以保護面部，避受再次遭受冷風吹襲。

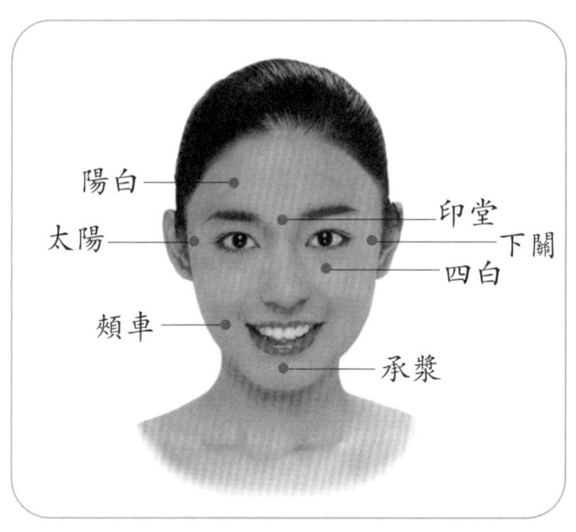

面癱取穴

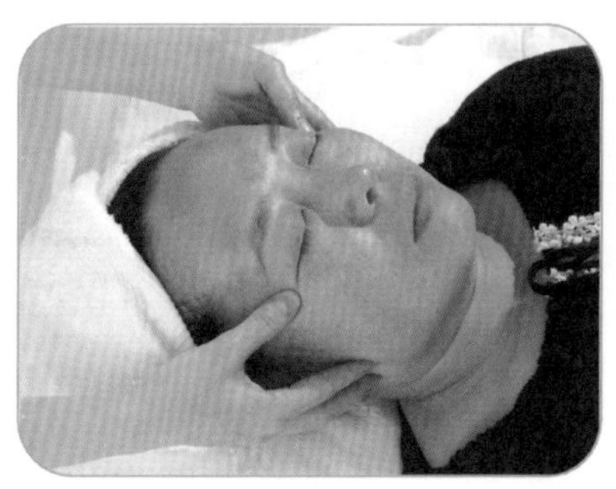
按面部穴位

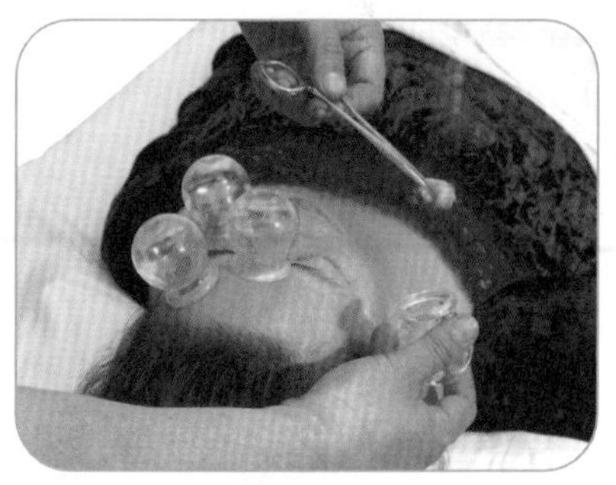
拔面部穴位

慢性鼻炎

取穴
太陽、迎香、大椎、風門、肺俞。

注意事項
平時可經常指按、擦熱迎香穴。

拔罐前後保健
需飲水或橙汁 500 毫升。

拔罐療程
每日 1 次，15 次為 1 個療程。

拔罐方法與步驟
1. 在患者欲拔罐的穴位上塗按摩乳或凡士林。

2. 選擇大小適中的玻璃罐或真空罐，先仰臥位，吸拔太陽、迎香穴，留罐 15～20 分鐘。然後再俯臥位，吸拔大椎、風門、肺俞穴，留罐 15～20 分鐘。

自我調護
注意鼻腔衛生，同時積極參加體育活動，提高抗病能力和鼻黏膜對冷熱刺激的適應能力。

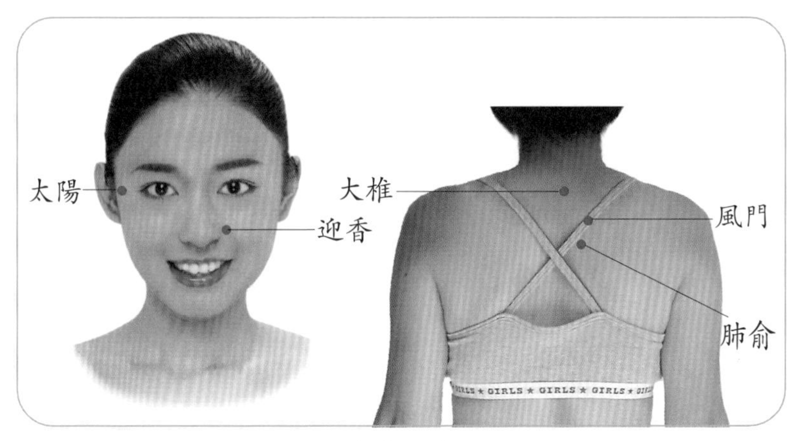

鼻炎取穴

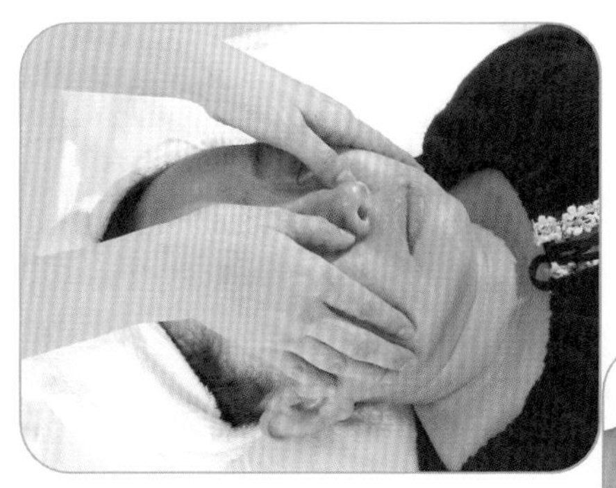

擦迎香

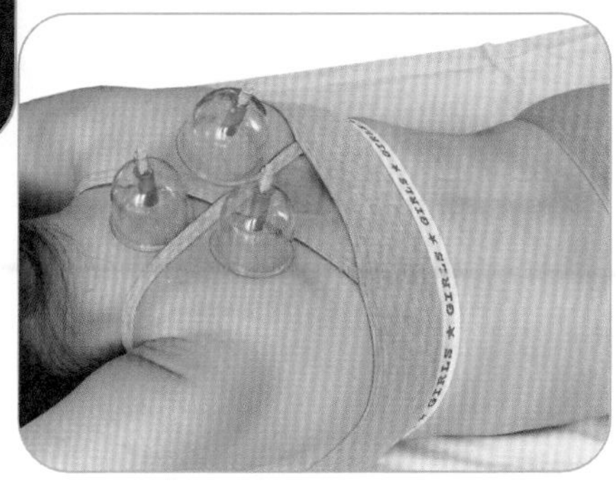

拔大椎、風門、肺俞

胃下垂

取穴

百會、鳩尾、中脘、大橫、關元、肝俞、脾俞、胃俞、足三里。

注意事項

平時可經常逆時針方向摩腹、點按百會穴。

拔罐前後保健

需飲水或橙汁 500 毫升。

拔罐療程

隔日 1 次，15 次為 1 個療程。

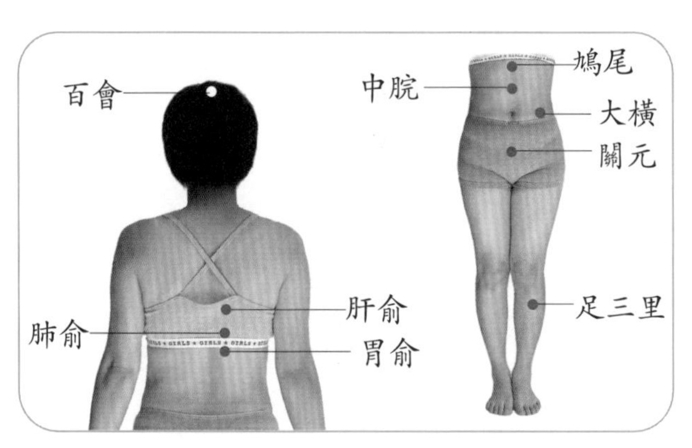

胃下垂取穴

拔罐方法與步驟

1. 在患者欲拔罐的穴位上塗按摩乳或凡士林。

2. 先用艾條灸百會穴約 5 分鐘，然後選擇大小適宜的火罐或真空罐，吸拔於鳩尾、中脘、大橫、關元、肝俞、脾俞、胃俞、足三里，留罐 10～15 分鐘。

自我調護

飲食起居要有規律，少食多餐，飯後應平臥半小時，堅持腹肌鍛鍊，可服用補中益氣丸等藥物配合治療。

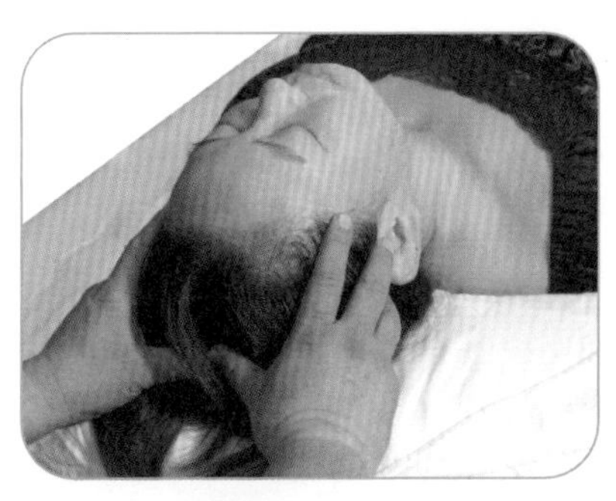

點按百會

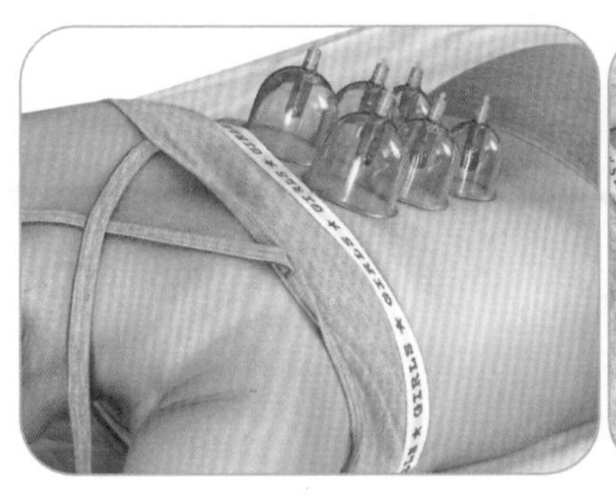

拔肝俞、脾俞、胃俞

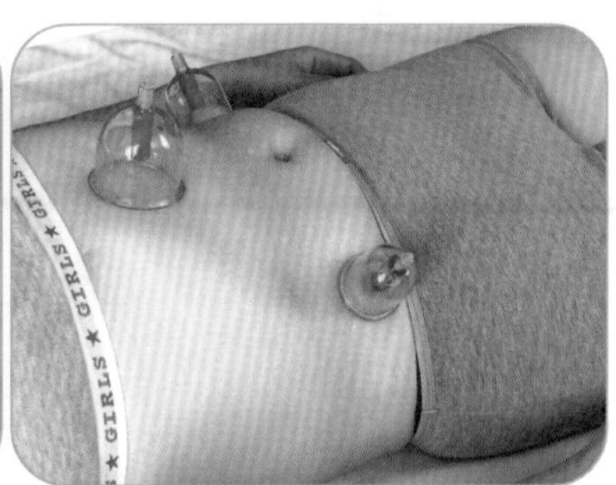

拔中脘、大橫、天樞

腹瀉

取穴

脾俞、大腸俞、天樞、命門、足三里。

注意事項

可配合逆時針方向摩腹100次。

拔罐前後保健

需飲水或橙汁500毫升。

拔罐療程

每日1次，5次為1個療程。

拔罐方法與步驟

1. 在患者欲拔罐的穴位上塗按摩乳或凡士林。

2. 選擇大小適中的玻璃罐或真空罐，先仰臥位，吸拔天樞、足三里穴，留罐15～20分鐘。然後再俯臥位，吸拔脾俞、大腸俞、命門穴，留罐15～20分鐘。

自我調護

注意飲食衛生，以清淡為主，忌食生冷及腐敗食物。

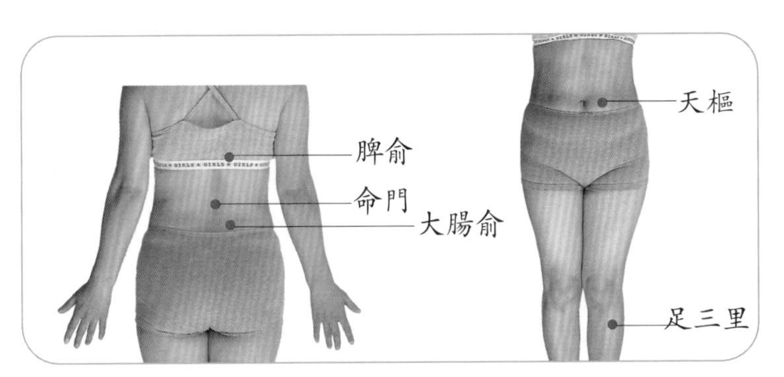

腹瀉取穴

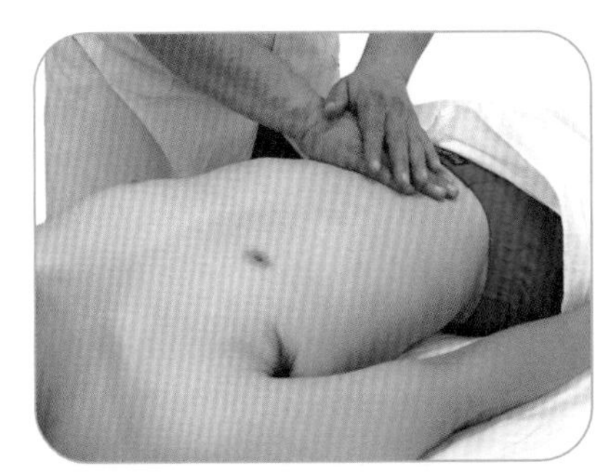

摩腹

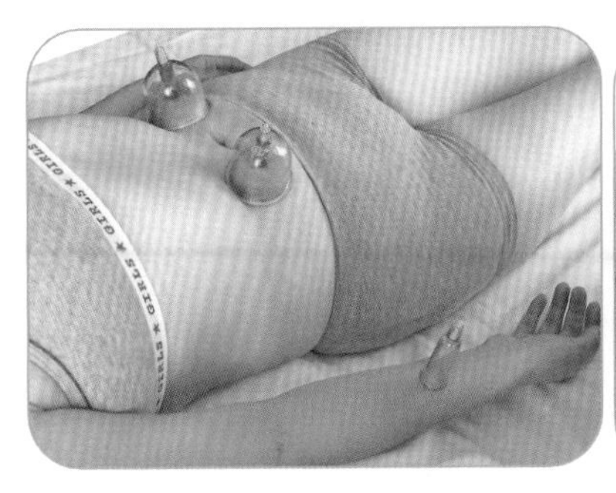

拔天樞

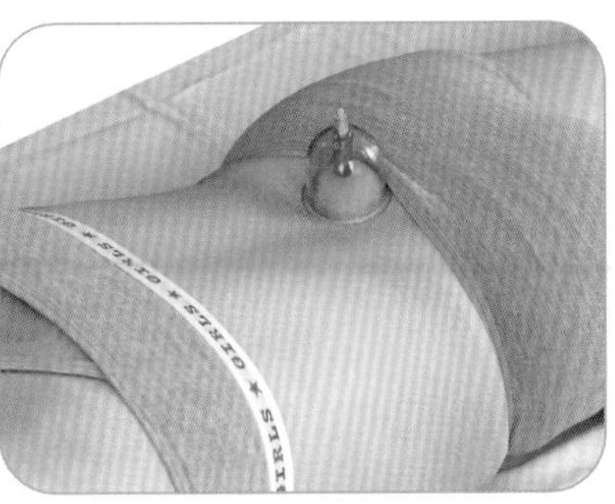

拔命門

前列腺肥大

取穴

氣海、中極、關元、腎俞、關元俞、膀胱俞。

注意事項

平時可輔助用雙手掌重疊順時針方向按摩小腹部 100 下。

拔罐前後保健

需飲水或橙汁 500 毫升。

拔罐療程

每日 1 次，15 次為 1 個療程。

拔罐方法與步驟

1. 在患者欲拔罐的穴位上塗按摩乳或凡士林。

2. 選擇大小適中的玻璃罐或真空罐，先仰臥位，吸拔氣海、中極、關元穴，留罐 15～20 分鐘。然後再俯臥位，吸拔腎俞、關元俞、膀胱俞穴，留罐 15～20 分鐘。

自我調護

注意飲食起居，節制或避免房事；每天溫水坐浴 20～30 分鐘，有助於緩慢症狀。

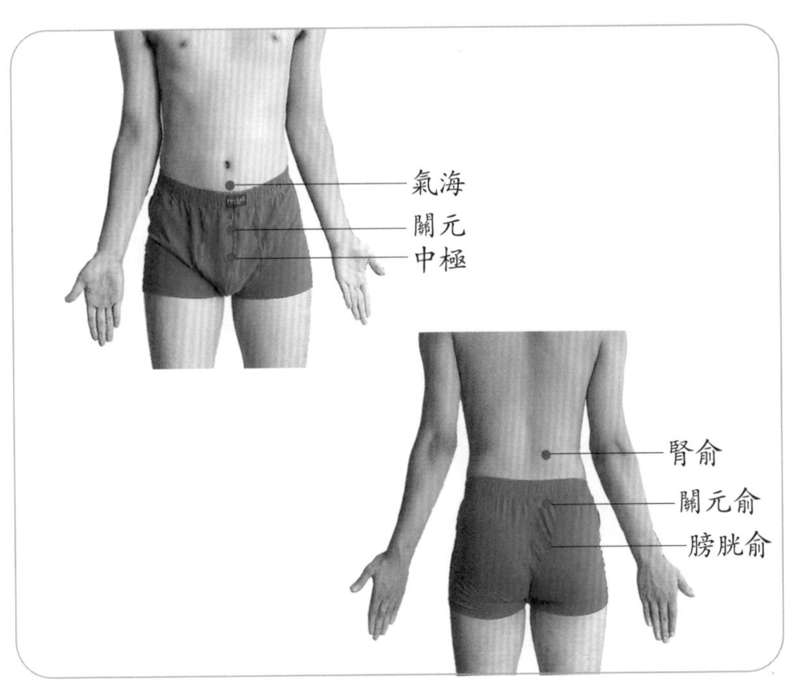

前列腺取穴

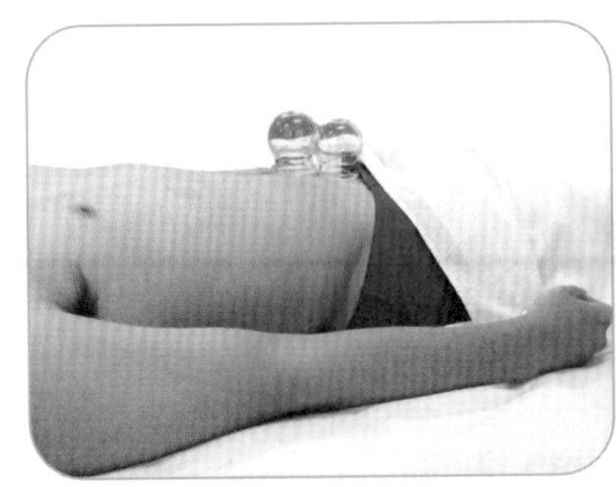

拔氣海、中極

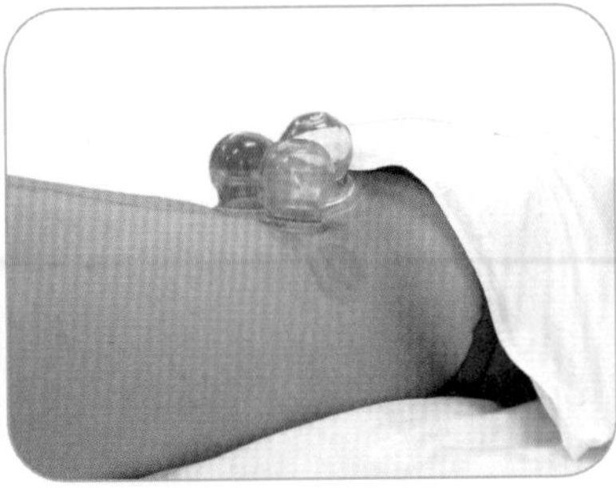

拔腎兪、關元兪

頭痛

取穴

印堂、太陽、大椎、風池、列缺、合谷。

注意事項

走罐適合於任何原因引起的頭痛；留罐適合於外感引起的頭痛。

拔罐前後保健

需飲水或橙汁 500 毫升。

拔罐療程

每日 1 次，15 次為 1 個療程。

拔罐方法與步驟

1. 在患者欲拔罐的穴位上塗按摩乳或凡士林。

2. 選擇大小適中的玻璃罐或真空罐，先仰臥位，吸拔於印堂、太陽、列缺、合谷穴，留罐 15～20 分鐘。然後再俯臥位，吸拔於大椎、風池穴，留罐 15～20 分鐘。

自我調護

平時防止情緒緊張、焦慮和精神疲勞，可選取頭部穴位自我按摩，不拘時間，進行按壓。

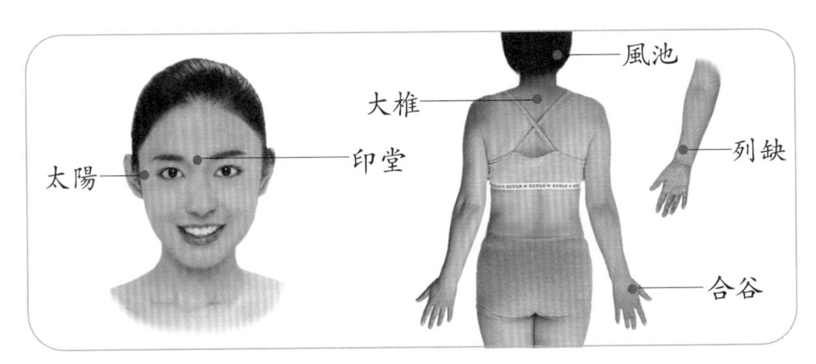

頭痛取穴

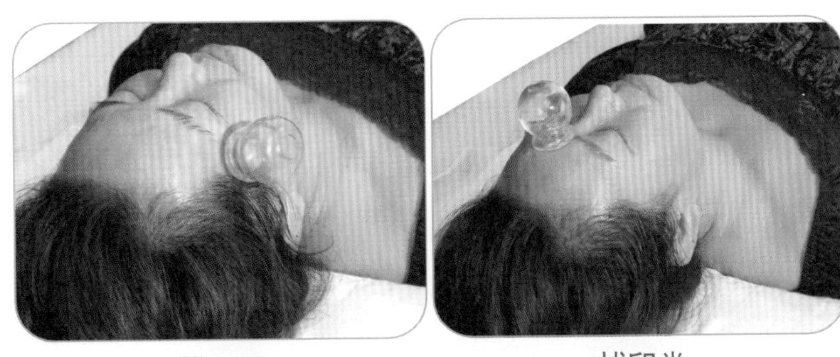

拔太陽　拔印堂

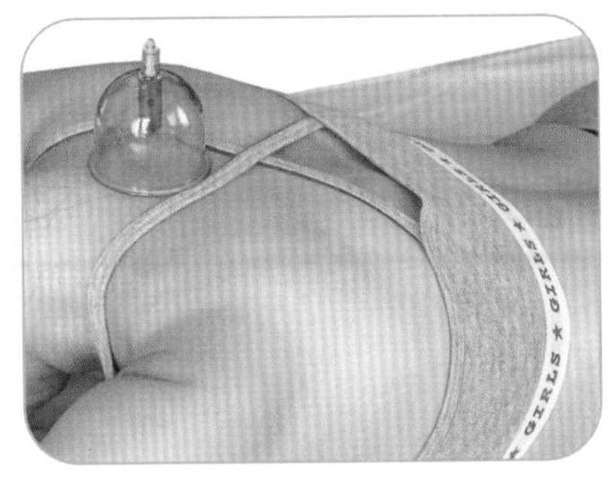

拔大椎

眩　暈

取穴

印堂、心俞、膈俞、肝俞、脾俞、胃俞、腎俞、足三里、豐隆、氣海、三陰交。

注意事項

平時可輔助按摩太陽、印堂、風池、內關穴各 50 次。

拔罐前後保健

需飲水或橙汁 500 毫升。

拔罐療程

每日 1 次，15 次為 1 個療程。

拔罐方法與步驟

1. 在患者欲拔罐的穴位上塗按摩乳或凡士林。

2. 選擇大小適中的玻璃罐或真空罐，先仰臥位，吸拔於印堂、足三里、豐隆、氣海、三陰交穴，留罐 15～20 分鐘。然後再俯臥位，吸拔於背部穴位上，留罐 15～20 分鐘。

自我調護

生活起居應有規律，避免過度疲勞；頭暈發作時，可閉目安臥、做悠緩細勻的呼吸動作。

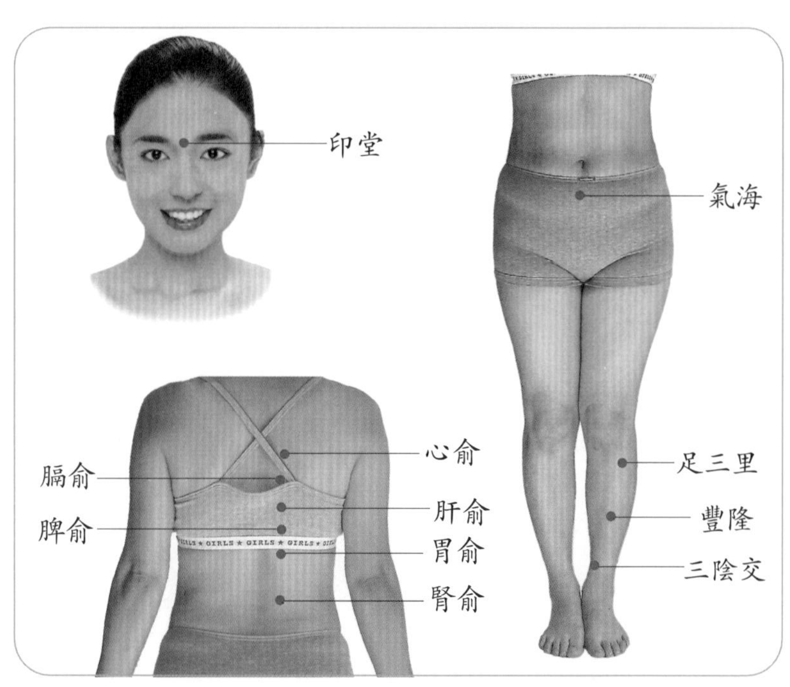

眩暈取穴

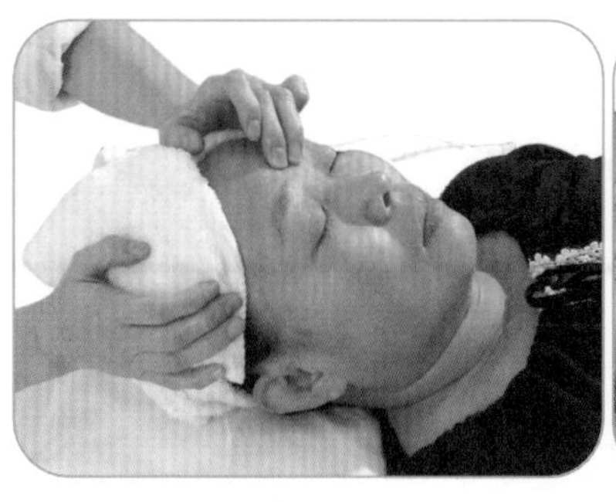

按摩印堂

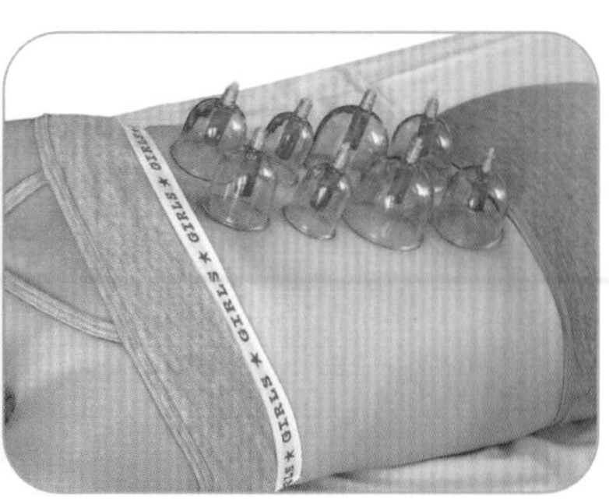

拔背部穴位

遺 精

取穴

關元、三陰交、腎俞、志室。

注意事項

每晚臨睡前可配合做提肛運動 60 次。

拔罐前後保健

需飲水或橙汁 500 毫升。

拔罐療程

每日 1 次，15 次為 1 個療程。

拔罐方法與步驟

1. 在患者欲拔罐的穴位上塗按摩乳或凡士林。

2. 選擇大小適中的玻璃罐或真空罐，先仰臥位，吸拔於關元、三陰交穴，留罐 15～20 分鐘。然後再俯臥位，吸拔於腎俞、志室穴，留罐 15～20 分鐘。

自我調護

加強思想上的自我調節和修養，堅持參加健康的文娛和體育活動，戒除手淫。

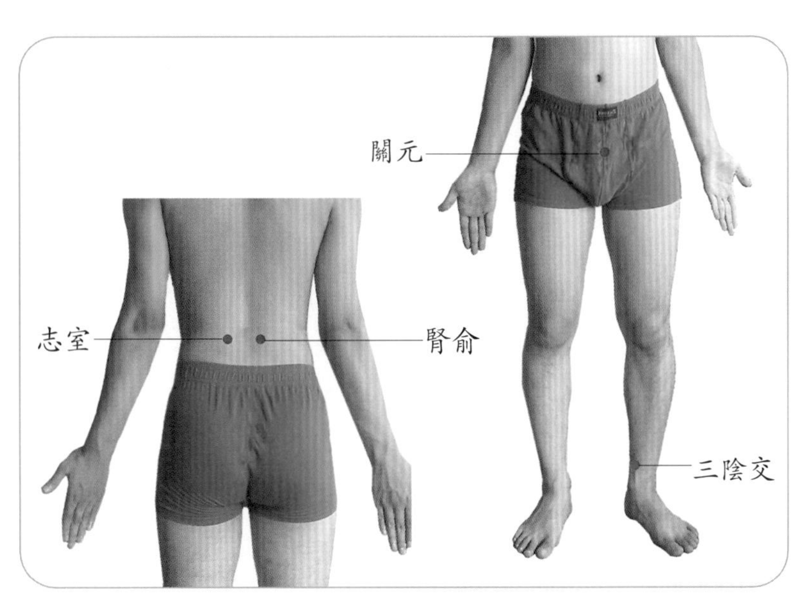

遺精取穴

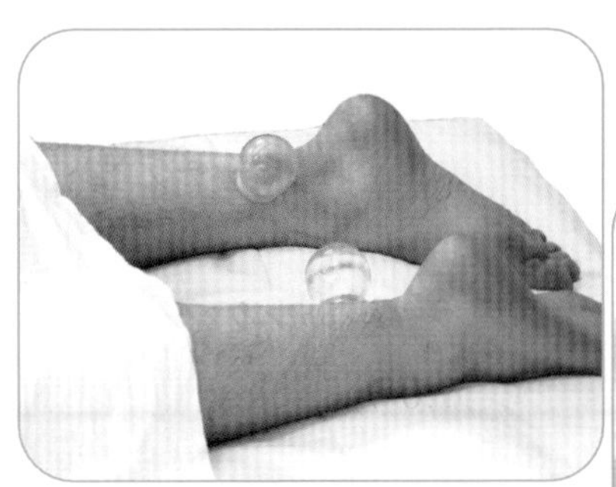

拔三陰交

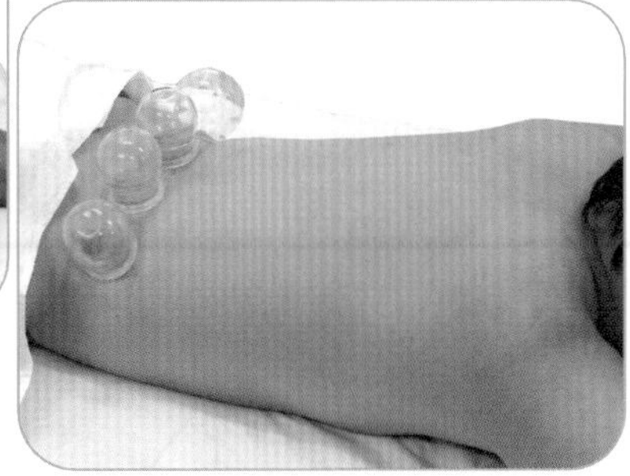

拔腎俞、志室

陽 痿

取穴

中極、關元、三陰交、腎俞、命門、次髎。

注意事項

每晚臨睡前熱水足浴後可按摩湧泉穴 100 次。

拔罐前後保健

需飲水或橙汁 500 毫升。

拔罐療程

每日 1 次，15 次為 1 個療程。

拔罐方法與步驟

1. 在患者欲拔罐的穴位上塗按摩乳或凡士林。

2. 選擇大小適中的玻璃罐或真空罐，先仰臥位，吸拔於中極、關元、三陰交穴，留罐 15～20 分鐘。然後再俯臥位，吸拔於腎俞、命門、次穴，留罐 15～20 分鐘。

自我調護

與伴侶開誠布公地溝通，試著找出問題的癥結，消除自卑感和緊張感，樹立必勝的信心。

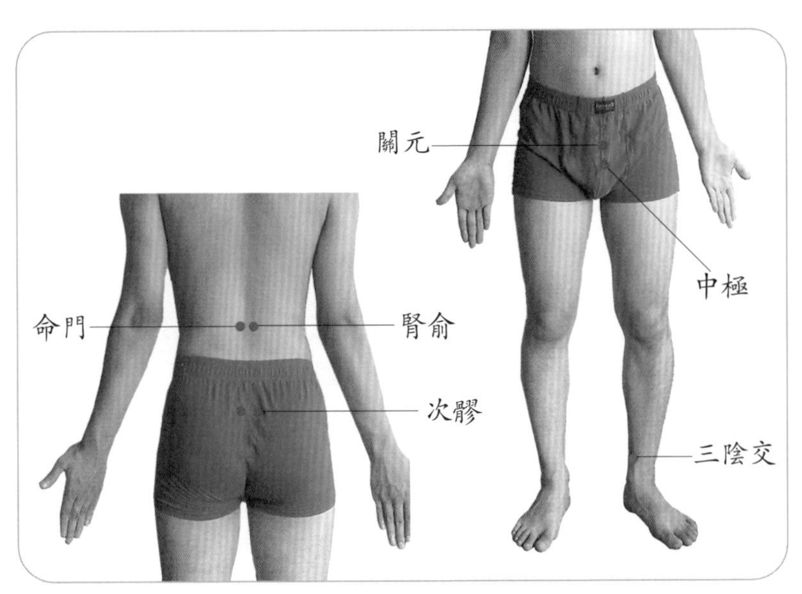

陽痿取穴

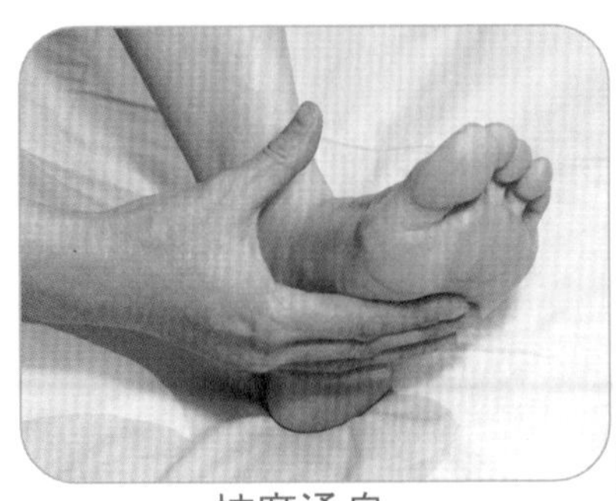

按摩湧泉

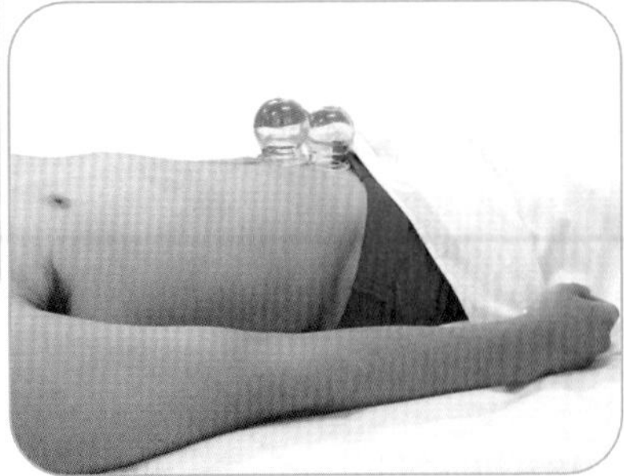

拔中極、關元

早　洩

取穴

氣海、關元、三陰交、湧泉。

注意事項

每晚臨睡前熱水足浴後可按摩湧泉穴 100 次。

拔罐前後保健

需飲水或橙汁 500 毫升。

拔罐療程

每日 1 次，15 次為 1 個療程。

拔罐方法與步驟

1. 在患者欲拔罐的穴位上塗按摩乳或凡士林。

2. 選擇大小適中的玻璃罐或真空罐，仰臥位，吸拔於氣海、關元、三陰交、湧泉穴，留罐 15～20 分鐘。

自我調護

不宜輕率地濫服「壯陽藥」，多與你的妻子交流，她最瞭解你，是你最好的醫生。

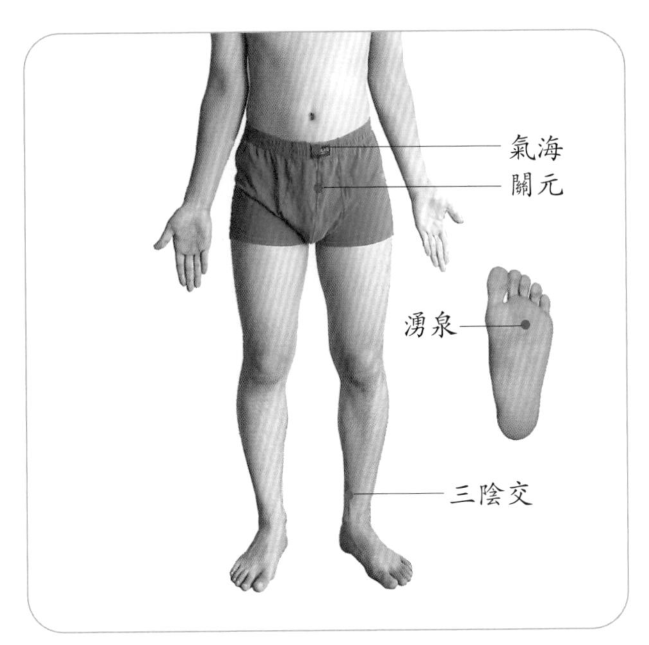

早洩取穴

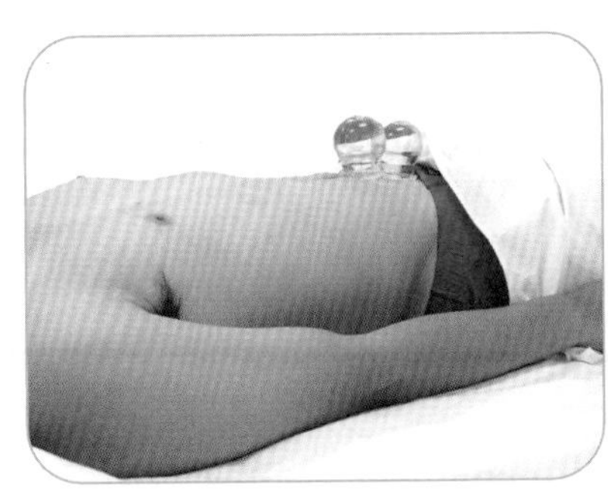

拔氣海、關元

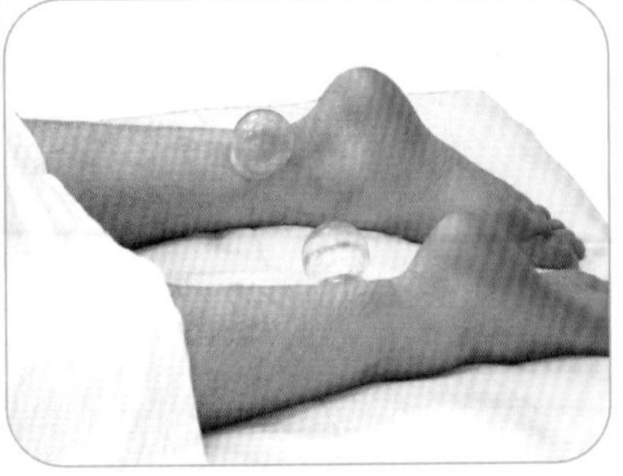

拔三陰交

痛經

取穴

氣海、關元、三陰交、血海。

注意事項

應在每次月經來潮前 5 天開始治療，經期停止。

拔罐前後保健

需飲水或橙汁 500 毫升。

拔罐療程

每日 1 次，連續三個月經週期為 1 個療程。

拔罐方法與步驟

1. 在患者欲拔罐的穴位上塗按摩乳或凡士林。

2. 選擇大小適中的玻璃罐或真空罐，先仰臥位，吸拔於氣海、關元、三陰交、血海穴，留罐 15～20 分鐘。

自我調護

避免焦慮、緊張和恐懼心理。禁止劇烈運動和過度勞累及飲食寒涼。

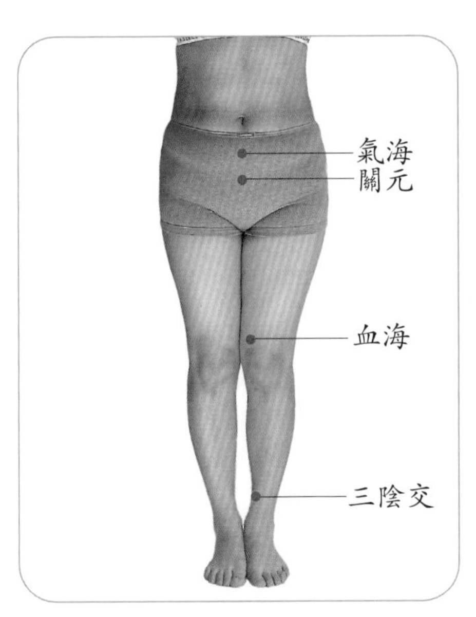

痛經取穴

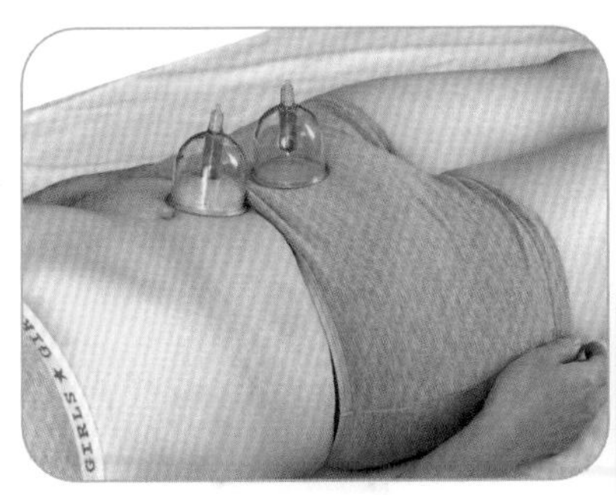

拔氣海、關元

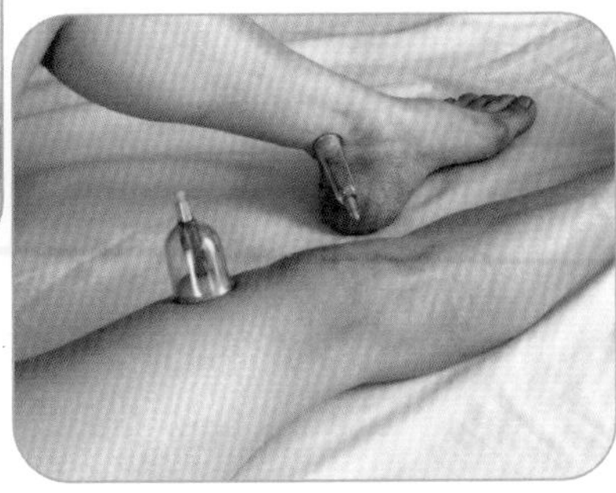

拔血海、三陰交

嘔　吐

取穴
中脘、足三里、肝俞、脾俞、胃俞。

注意事項
可輔助按摩內關穴 100 次。

拔罐前後保健
需飲水或橙汁 500 毫升。

拔罐療程
每日 1 次，15 次為 1 個療程。

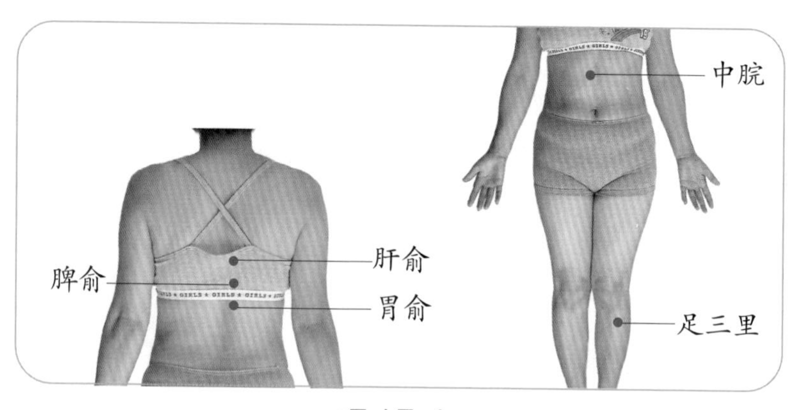

嘔吐取穴

拔罐方法與步驟

1. 在患者欲拔罐的穴位上塗按摩乳或凡士林。

2. 選擇大小適中的玻璃罐或真空罐，先仰臥位，吸拔於中脘、足三里穴，留罐 15～20 分鐘。然後再俯臥位，吸拔於肝俞、脾俞、胃俞穴，留罐 15～20 分鐘。

自我調護

注意飲食，避免暴飲暴食，禁忌不潔食物。

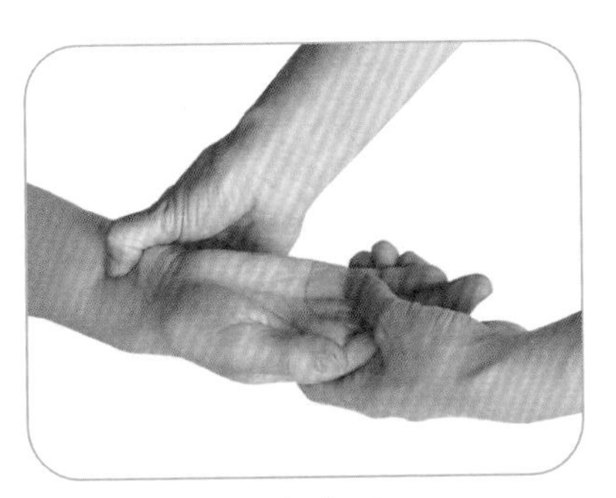

按摩內關

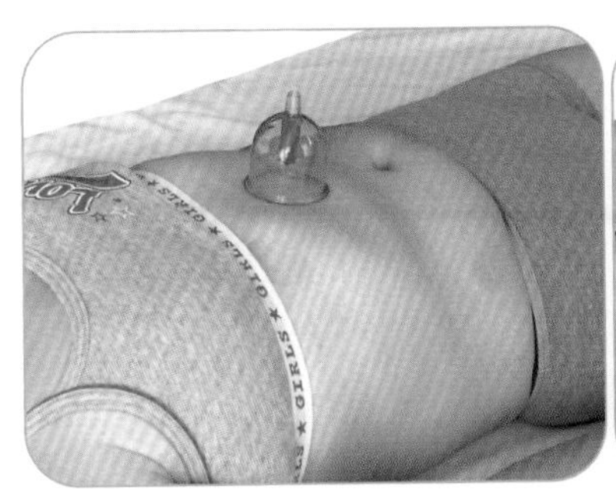

拔中脘

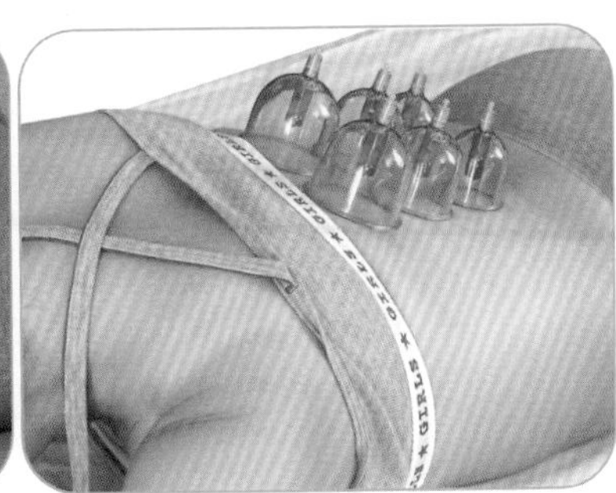

拔肝俞、脾俞、胃俞

帶下病

取穴

腎俞、次髎、白環俞、曲泉、足三里、豐隆、三陰交。

注意事項

平時可輔助用代灸膏貼足三里、命門、關元三穴。

拔罐前後保健

需飲水或橙汁 500 毫升。

拔罐療程

每日 1 次，15 次為 1 個療程。

拔罐方法與步驟

1. 在患者欲拔罐的穴位上塗按摩乳或凡士林。

2. 選擇大小適中的玻璃罐或真空罐，先仰臥位，吸拔於曲泉、足三里、豐隆、三陰交穴，留罐 15～20 分鐘。然後再俯臥位，吸拔於腎俞、次髎、白環俞穴，留罐 15～20 分鐘。

自我調護

忌生冷，辛辣等刺激性食物，避免下腹受涼，可食用一些如懷山藥、栗子、榛子、白果、米仁、黑木耳、胡桃肉等補脾溫腎固下作用的食物。

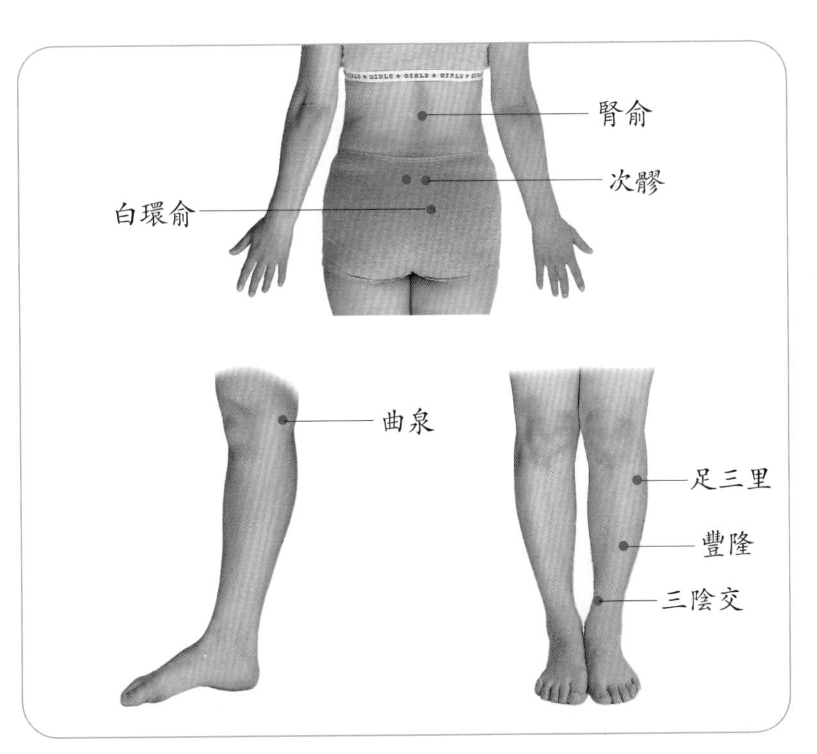

帶下病取穴

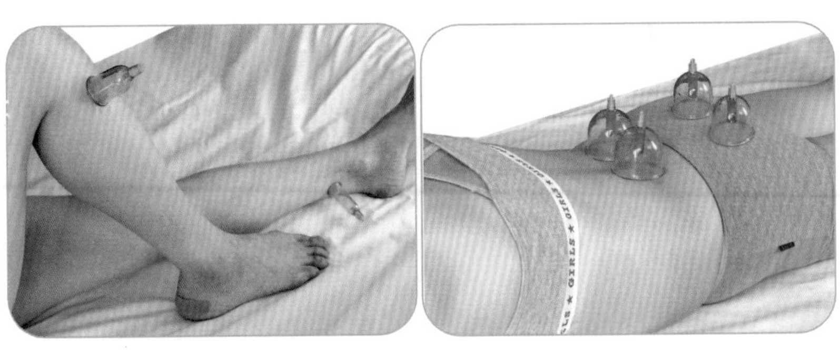

拔足三里、三陰交　　拔腎兪、次髎

痔瘡

取穴

大腸俞（雙）。

注意事項

每日可按摩長強穴和做提肛運動 30 下。

拔罐前後保健

需飲水或橙汁 500 毫升。

拔罐療程

每隔 3 日治療 1 次，3 次為 1 個療程。

拔罐方法與步驟

用刺絡拔罐法。先用三棱針垂直快速點刺 0.5～1 公分，進針後將針體左右搖擺撥動 5～6 次，同側下肢有明顯酸脹放射感時起針，再用閃火法拔罐於針眼處 20 分鐘。起罐後，用 75%酒精棉球壓迫針眼，用膠布固定。

自我調護

忌食辛辣、生冷食物，忌勞累，節房慾，保持大便通暢。

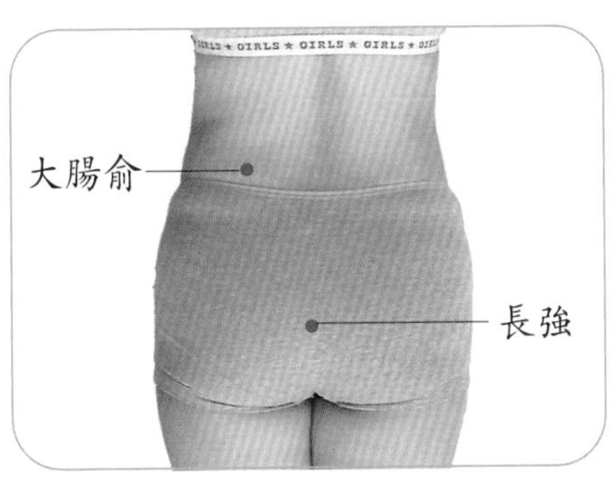

痔瘡取穴

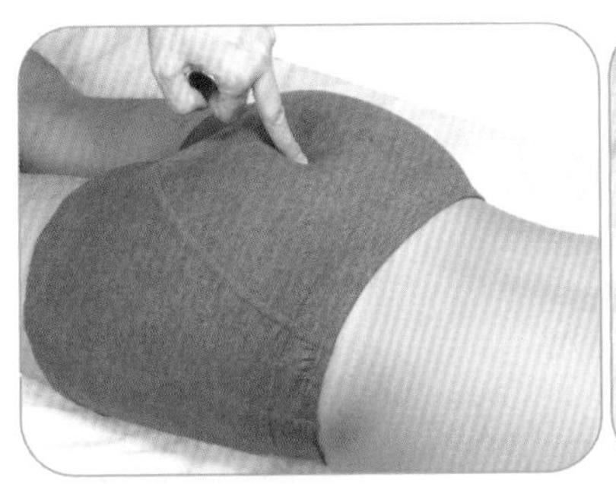

按摩長強

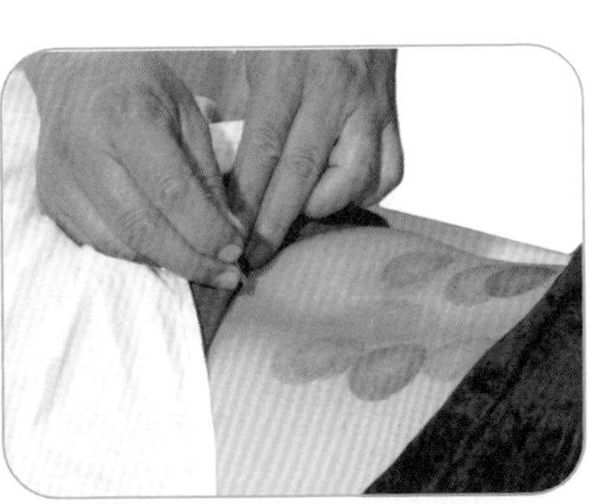

點刺大腸俞

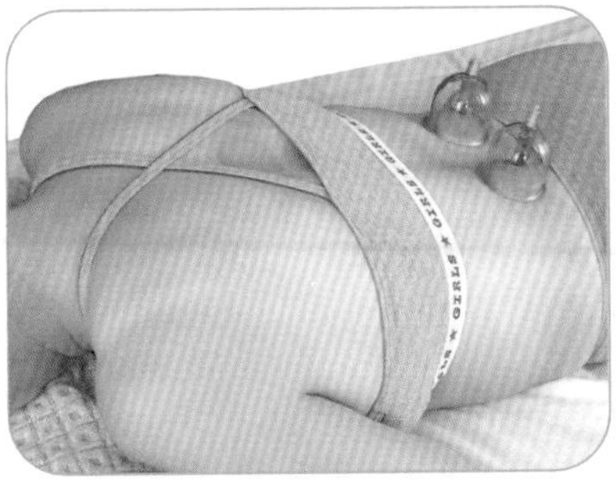

拔大腸俞

風濕性關節炎

取穴

大椎、至陽、膈俞、脾俞、氣海、血海、梁丘、足三里、手三里、合谷。

注意事項

關節疼痛有所減輕後，可自行做關節周圍的按摩。

拔罐前後保健

需飲水或橙汁 500 毫升。

拔罐療程

每日治療 1 次，15 次為 1 個療程。

拔罐方法與步驟

1. 在患者欲拔罐的穴位上塗按摩乳或凡士林。

2. 選擇大小適中的玻璃罐或真空罐，先仰臥位，吸拔於氣海、血海、梁丘、足三里、手三里、合谷穴，留罐 15～20 分鐘。然後再俯臥位，吸拔於大椎、至陽、膈俞、脾俞穴，留罐 15～20 分鐘。

自我調護

急性期應將關節置於休息體位，減少運動；平時針對各個不同的關節練習不同的關節體操，並且進行溫水浴。

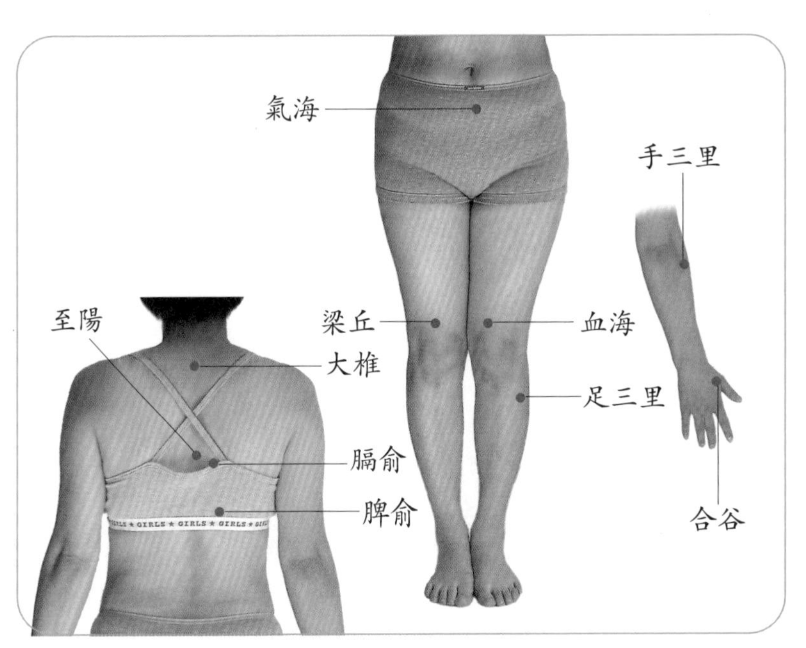

風濕性關節炎取穴

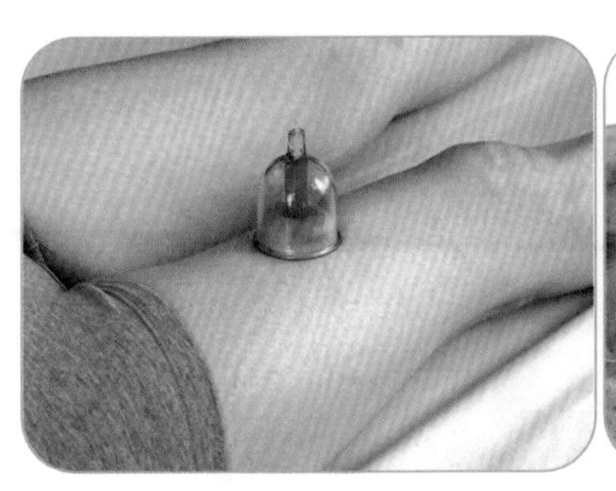

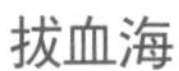

拔血海

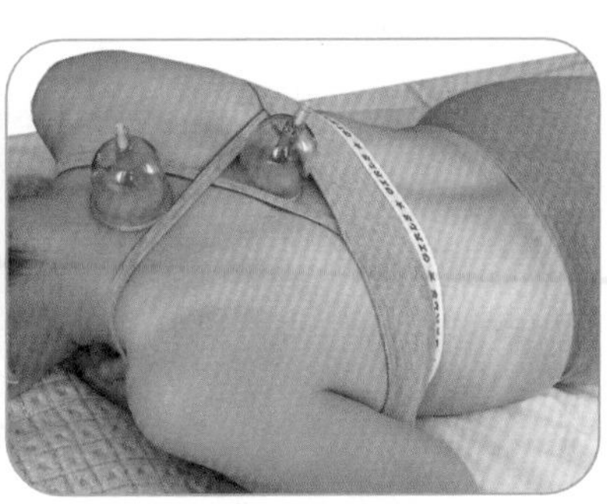

拔大椎、至陽

神經衰弱

取穴

心俞、脾俞、腎俞、內關、足三里、三陰交。

注意事項

每天可用手掌以肚臍為中心，逆時針方向摩腹 5～10 分鐘。

拔罐前後保健

需飲水或橙汁 500 毫升。

拔罐療程

每日治療 1 次，15 次為 1 個療程。

拔罐方法與步驟

1. 在患者欲拔罐的穴位上塗按摩乳或凡士林。

2. 選擇大小適中的玻璃罐或真空罐，先仰臥位，吸拔於內關、足三里、三陰穴，留罐 15～20 分鐘。然後再俯臥位，吸拔於心俞、脾俞、腎俞穴，留罐 15～20 分鐘。

自我調護

睡前忌飲濃茶、咖啡、吸菸等，平時要調節患者情志，養成良好的生活習慣，按時休息。

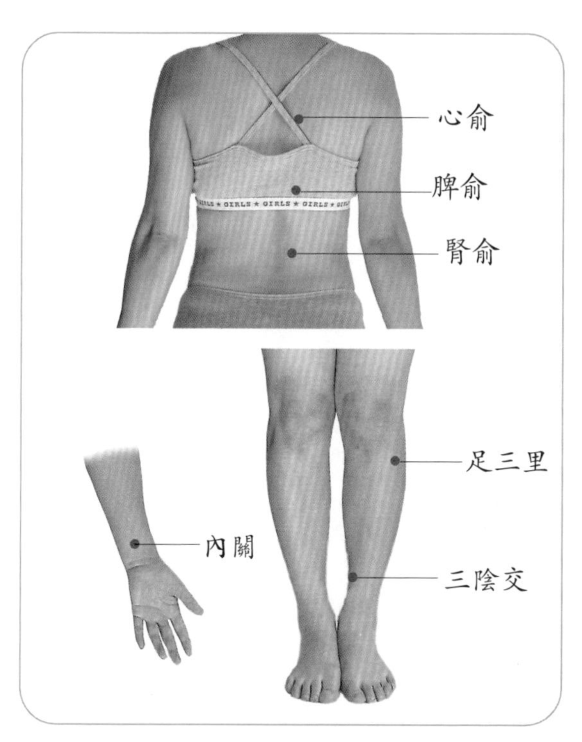

神經衰弱取穴

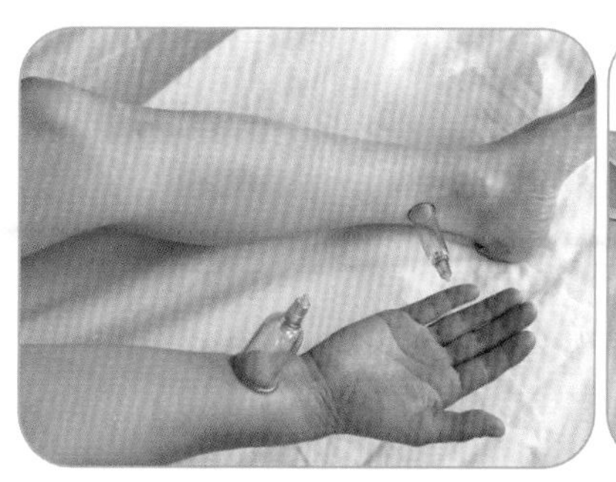

拔內關、三陰交

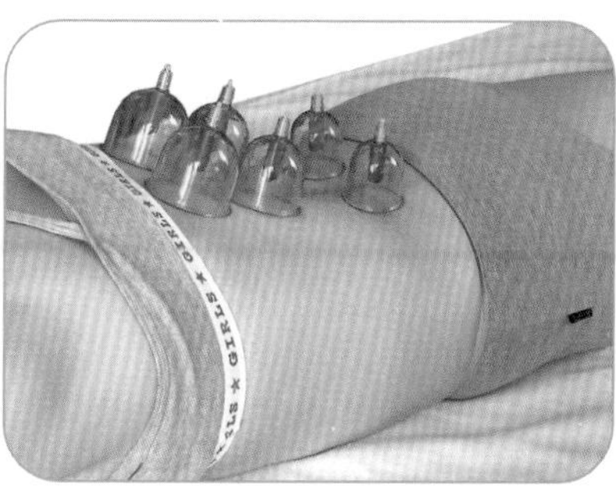

拔心兪、脾兪、腎兪

骨質疏鬆

取穴

脊柱兩側。

注意事項

每天可進行 20～50 下的跳躍運動，是一種預防骨質疏鬆的好方法。

拔罐前後保健

需飲水或橙汁 500 毫升。

拔罐療程

每日治療 1 次，15 次為 1 個療程。

拔罐方法與步驟

1. 在患者欲拔罐的穴位上塗按摩乳或凡士林。

2. 選擇大小適中的玻璃罐或真空罐，俯臥位，於脊柱兩側縱向拔火罐 4～8 個，以疼痛部位為主，留罐 15～20 分鐘。

自我調護

多食用鈣、磷高的食品，堅持體育鍛鍊，多接受日光浴，不吸菸、不飲酒、少喝咖啡、濃茶及碳酸飲料，少吃糖、食鹽及動物蛋白。

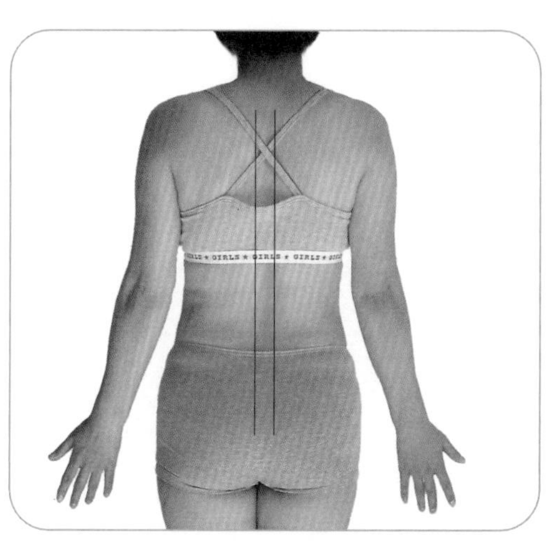

骨質疏鬆取穴

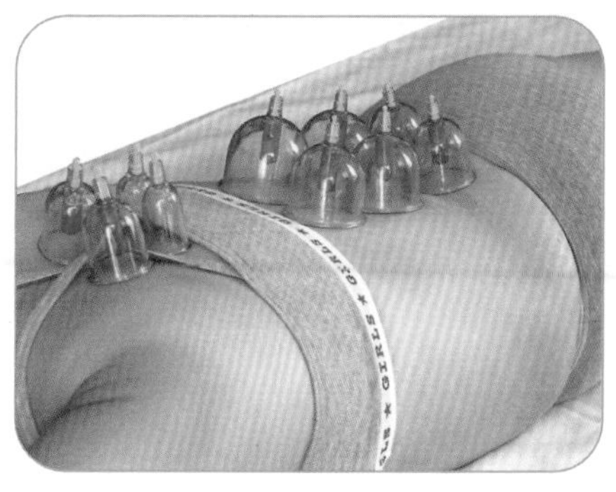

拔脊柱兩側

附：人體常用穴道

經絡系統

人體中五臟六腑的經脈有 12 條，分別是手太陰肺經、手厥陰心包經、手少陰心經、手陽明大腸經、手少陽三焦經、手太陽小腸經、足陽明胃經、足少陽膽經、足太陽膀胱經、足太陰脾經、足厥陰肝經、足少陰腎經。

凡是循行分佈於上肢的稱「手經」；循行分佈於下肢的稱「足經」；分佈於四肢內側的稱「陰經」；分佈於四肢外側的稱「陽經」。

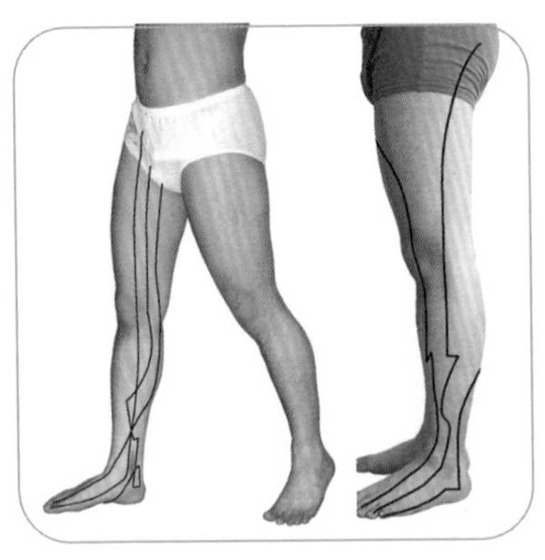

足三陰經、足三陽經

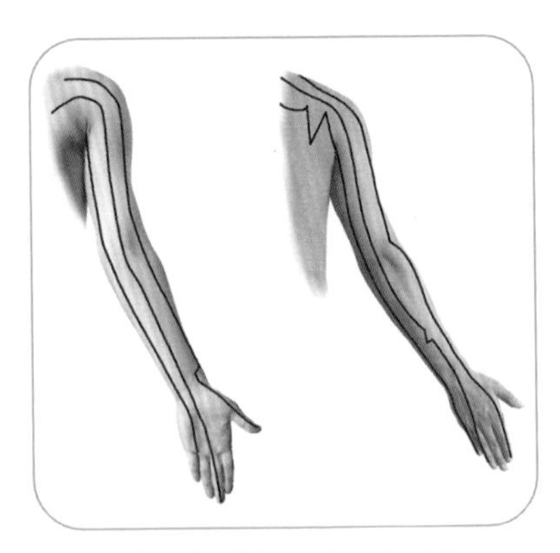

手三陰經、手三陽經

陰經中分佈於四肢內側前緣的稱太陰經；四肢內側中間的稱厥陰經；四肢內側後緣的稱少陰經。

陽經中分佈於四肢外側前緣的稱陽明經；陽經中分佈於四肢外側中間的稱少陽經；陽經中分佈於四肢外側後緣的稱太陽經。他們是經絡系統的主體，又稱為「正經」。實際上，人體的經脈左右對稱共有 24 條。

另外，身體正面中央有「任脈」，身體背面中央有「督脈」。這些經絡縱貫全身，溝通表裏上下，內屬臟腑，外絡肢節，具有運行氣血、濡養筋骨的作用。

經絡上所排列著的穴道，稱為「正穴」。經絡以外的穴道，稱為「奇穴」。全身有幾百個穴道，要想全部熟記很困難，關鍵是要找到有效的穴道並熟練運用。

人體骨度分寸

在介紹人體常用穴道之前，先簡要講一下幾種常用的取穴方法。最常用的取穴方法是骨度分寸定位法，它以骨骼為主要標誌，預先規定人體各部位的折算長度，不論男女老少、高矮胖瘦，均以同樣標準按比例測量。

其內容詳見常用骨度分寸表一。

1.頭面部

從前髮際至後髮際正中 12 寸。眉心至前髮際為 3 寸，第 7 頸椎棘突下（大椎）至後髮際正中為 3 寸。

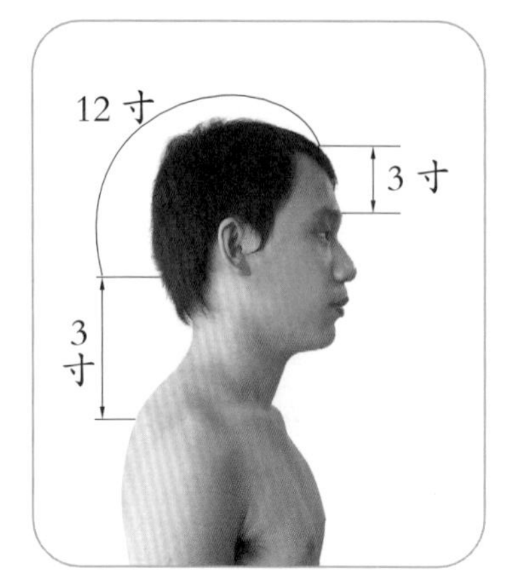

頭面部折寸

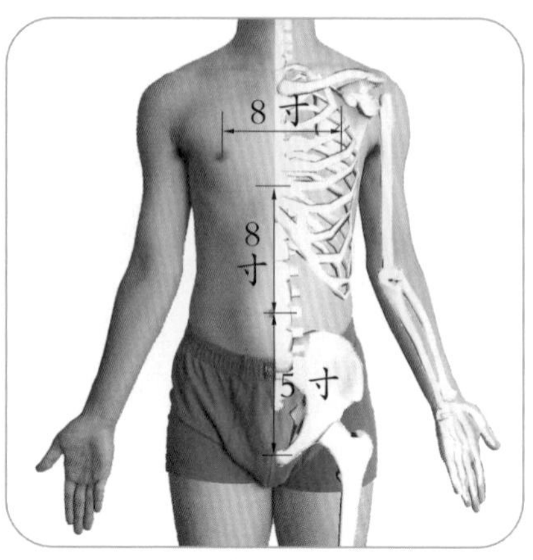

胸腹部折寸

2.胸腹部

男性兩乳之間為 8 寸，女性兩鎖骨中線之間寬度為 8 寸，胸劍聯合至臍中為 8 寸。臍中至恥聯合上緣為 5 寸。

3.背腰部

第 7 頸椎棘突下（大椎）至尾骶為 21 寸。肩胛骨內側緣至後正中線為 3 寸。肩峰至後正中線為 8 寸。

4.上肢部

腋前、後紋頭至肘橫紋為 9 寸。肘橫紋至腕紋為 12 寸。

5.下肢部

恥骨聯合上緣至股骨內上髁上緣為 18 寸。脛骨內側髁下

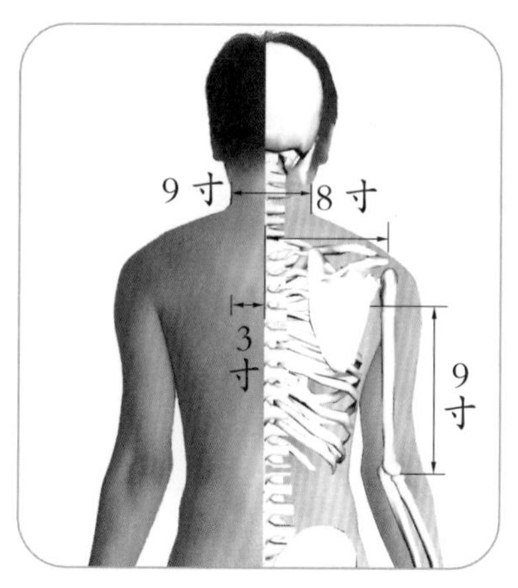

背腰部折寸

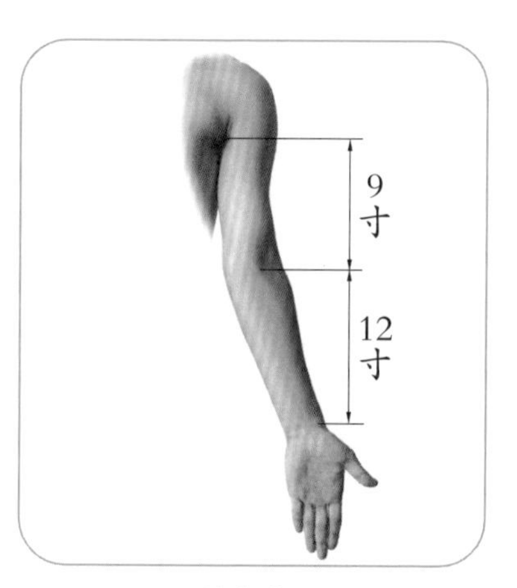

上肢部折寸

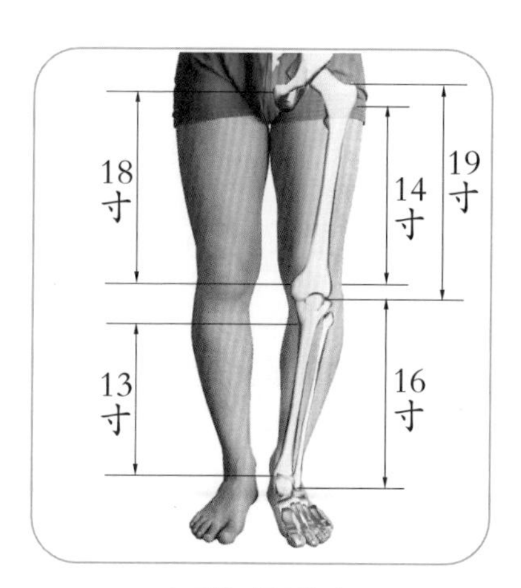

下肢部折寸

方至內踝尖為 13 寸。內踝尖至足底為 3 寸。股骨大轉子至膕橫紋為 19 寸。臂橫紋至橫紋折作 14 寸。膕橫紋至外踝高點為 16 寸。外踝高點至足底為 3 寸。

手指同身寸

手指同身寸取穴法可作為骨度分寸定位法的輔助取穴法，因各人手指的長度和寬度與自身其他部位有著一定比例關係，所以，可用患者本人的手指來測量穴位。手指同身寸穴法中較常用的是拇指同身寸法和橫指同身寸法。

1.拇指同身寸法

是以患者拇指指關節的寬度作為 1 寸的定位取穴法。

2.橫指同身寸法

是以患者將食指、中指、無名指、小指併攏，中近端指關節橫紋處為準，四指間寬度作為 3 寸的定位取穴法。

手指同身寸法量取穴位比較方便，但在實際操作中不能多次累加使用。如欲取 3 寸時，可用 1 次橫指同身寸法量取，但不能連續使用 3 次拇指同身寸法作為 3 寸，否則將會出現誤差。同樣道理，如欲取 6 寸時，不能連續使用 2 次橫指同身寸法。

另外，還有一些簡便取穴方法，如垂手時中指端取大腿兩側的風市穴；兩手自然交叉，在食指所達的部位取列缺

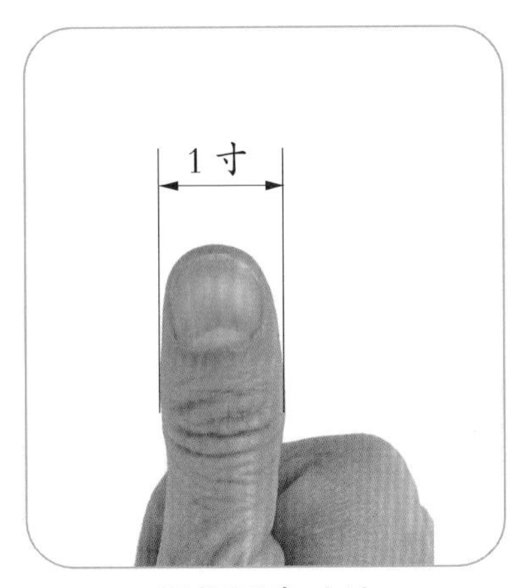

拇指同身寸法

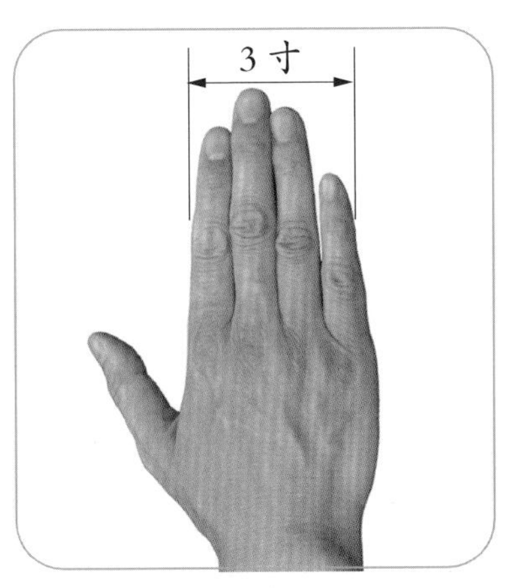

橫指同身寸法

穴；一手拇指指關節橫紋平放在另一手背虎口緣，拇指端到達處取合谷穴；兩耳尖直上，頭頂正中取百會穴等。

人體常用穴道

1. 頭頸部穴道

● 百會

患者採用正坐的姿勢。百會穴位於人體頭部，頭頂正中心，可以通過兩耳角直上連線中點，來簡易取此穴。此穴為人體督脈經絡上的重要穴道之一。

● 風池

患者採用正坐或俯臥、俯伏的取穴姿勢，以方便術者準確取穴並能順利實施相應的按摩手法。風池穴位於後頸部，頭後骨下，兩條大筋外緣陷窩中，相當於耳垂齊平。此穴為人體足少陽膽經上的重要俞穴之一。

● 風府

取此穴時通常採用俯伏、俯臥或正坐的取穴姿勢。風府穴位於後頸部，兩風池穴連線中點，後髮際正中直上 1 拇指處。此穴是人體督脈上重要的穴道之一。

● 翳風

取此穴時通常採用俯伏、俯臥或正坐的取穴姿勢。翳風穴位於耳垂後方，下頷角與顳骨乳突之間的凹陷處。此穴是手少陽三焦經的穴道。

● 大椎

取穴時正坐低頭。大椎穴位於頸部下端，第 7 頸椎棘突下凹陷處。若突起骨不太明顯，讓患者活動頸部，不動的骨節為第 1 胸椎，約與肩平齊。此穴為人體督脈經絡上的重要穴道之一。

● 睛明

採用正坐或仰臥的姿勢。睛明穴位於眼部內側，內眼角與鼻根之間的凹陷處。此穴是足太陽膀胱經的穴道。

● 攢竹

取穴時採用正坐或仰臥的姿勢。攢竹穴在面部、眉毛內側端，眶上切跡處。此穴是足太陽膀胱經穴道。

● 魚腰

取穴時採用正坐或仰臥的姿勢。魚腰穴在眼眶上緣正中的凹陷處。此穴是經外奇穴的穴道。

● 瞳子髎

取穴時可以採用正坐或仰臥的姿勢。瞳子髎穴位於面部，外眼角外側半拇指處。此穴是足少陽膽經的穴道。

● 絲竹空

取穴時可以採用正坐或仰臥的姿勢。絲竹空穴位於面部，眉梢端凹陷處。此穴是手少陽三焦經的穴道。

● 印堂

取穴時，可以採用正坐或仰靠、仰臥姿勢。印堂穴位於面部，兩眉頭連線中點。此穴是經外奇穴，為頭面部疾病必選穴道。

● 四白

取穴時通常採用正坐或仰靠、仰臥姿勢。四白穴位於面部，雙眼平視時，瞳孔正中直下 1 拇指處（或瞳孔直下，顴骨高點稍下方的凹陷處）。此穴是足陽明胃經穴道。

● 迎香

取穴時一般採用正坐或仰臥姿勢。迎香穴位於面部，在鼻翼旁開約 1 公分處（在鼻翼外緣中點旁，鼻唇溝中）。此穴是大腸經穴之一。

● 人中

取穴時常常採用仰靠坐位的姿勢。人中穴即水溝穴，位於上唇上中部，人中溝的上 1/3 與中 1/3 的交點。指壓時有強烈的壓痛感。此穴是督脈經的穴道。

● 頭維

取頭維穴時一般採用正坐或仰靠、仰臥姿勢。此穴在頭側部髮際內，位於額角髮跡直上入髮際 0.5 寸，嘴動時肌肉也會動之處。此穴是足陽明胃經穴道。

● 耳門

通常讓患者採用正坐或仰臥、仰靠的取穴姿勢，以便術者能夠準確地找尋穴道。耳門穴位於頭側耳前，耳屏上切跡前方的凹陷中，在聽宮的稍上方，微張口時取穴。此穴是手少陽三焦經穴道。

● 聽宮

取該穴道時應讓患者採用正坐或仰臥、仰靠姿勢，穴道位於面部耳屏前，耳門穴的稍下方，張口呈凹陷處。此穴是手太陽小腸經穴道。

● 人迎

取此穴道時要讓患者採用正坐或仰靠的姿勢。人迎穴位於頸部，頸前喉結旁開 2 橫指，有動脈搏動處。此穴是足陽明胃經穴道。

● 頰車

一般讓患者採用正坐或仰臥、仰靠姿勢。頰車穴位於面頰部，在下頜角前上方 1 橫指凹陷中。此穴是足陽明胃經穴道。

● 大迎

讓患者採用正坐或仰臥、仰靠的姿勢。大迎穴位於下頜角前下 2 橫指的凹陷中，咬肌附著處的前緣，面動脈搏動處。此穴是足陽明胃經的穴道。

● 太陽

讓患者採用正坐或仰臥、仰靠的姿勢。太陽穴位於眼睛旁邊，眉毛末端和外眼角末端的中間，向後旁開 1 食指寬度的凹陷處。此穴是常用的奇穴。

● 率谷

讓患者採用正坐或仰臥、仰靠的姿勢。率谷穴位於耳尖直上，入髮際食、中兩指的寬度。此穴是足少陽膽經的穴道。

● 橋弓

讓患者採用正坐或仰臥、仰靠的姿勢。橋弓穴是一線狀穴道，位於從翳風到缺盆成一直線，胸鎖乳突肌的前緣。此穴是按摩特定穴。

2. 胸腹部穴道

● 天突

取穴時，可採用仰靠坐位的姿勢。天突穴位於頸部下方，前正中線上，兩鎖骨中間，胸骨上窩中央。此穴是任脈上的穴道。

● 缺盆

取坐位的姿勢。缺盆穴位於鎖骨上窩的中點，前正中線旁開 6 橫指。此穴位是足陽明胃經的穴道。

● 中府

取穴時，取坐位或仰臥位的姿勢。中府穴位於胸前壁外上方，鎖骨外端下凹陷向下 1 拇指處。此穴是手太陰肺經的穴道。

●雲門

取穴時，取坐位或仰臥位的姿勢。雲門穴位於胸前壁外上方，抬手時，鎖骨外緣下端凹陷中。此穴是手太陰肺經的穴道。

●膻中

取穴時，可採用正坐或仰臥的姿勢。膻中穴位於人體胸部，兩乳頭連線的中點。此穴是任脈上的主要穴道。

●乳中

取穴時，可採用正坐或仰臥的姿勢。乳中位於乳頭中央。此穴是足陽明胃經的穴道。

●乳根

取穴時，可採用正坐或仰臥的姿勢。乳根位於胸部，第5肋間隙，乳頭直下2橫指。此穴是足陽明胃經的穴道。

●上脘

取仰臥的姿勢。上脘穴位於上腹部，前正中線上，肚臍上7橫指（食指到小指加上食指到無名指）處。此穴道是任脈上的主要穴道之一。

●中脘

取仰臥的姿勢。中脘穴位於上腹部，前正中線上，胸骨下緣與肚臍連接線的中點處。此穴道是任脈上的主要穴道之一。

●下脘

取仰臥的姿勢。下脘穴位於上腹部，前正中線上，肚臍上 3 橫指處。此穴道是任脈上的主要穴道之一。

● 梁門

取仰臥的姿勢。梁門穴位於上腹部，中脘穴旁開 3 橫指（食指到無名指）處。此穴道是足陽明胃經上的穴道。

● 章門

取仰臥的姿勢。章門穴位於脇肋部，屈肘合腋時，肘尖所止處。此穴位是足厥陰肝經上的主要穴道之一。

● 期門

取仰臥的姿勢。期門穴位於胸部，乳頭直下，與肋骨下緣交界處。此穴位為人體足厥陰肝經上的主要穴道之一。

● 日月

取仰臥的姿勢。日月穴位於上腹部，乳頭正下方第 5 肋間隙前正中線，旁開 4 寸處。此穴是足少陽膽經上的穴道。

● 鳩尾

取穴時，可採用正坐或仰臥的姿勢。鳩尾穴位於上腹部，前正中線，心窩正下方，胸骨的下緣。此穴位為任脈上的穴道。

● 天樞

取仰臥的姿勢。天樞穴位於中腹部，肚臍向左右 3 指寬處。此穴是足陽明胃經的穴道。

● 大橫

取仰臥的姿勢。大橫穴位於中腹部，臍中旁開 1 手掌（拇指到小指）處。此穴是足太陰脾經的穴道。

● 巨闕

取穴道的時候通常讓患者採用仰臥的姿勢。巨闕穴位於上腹部，前正中線，胸骨下緣向下 2 指寬處。此穴為任脈上的穴道。

● 氣海

取穴時，可採用仰臥的姿勢。氣海穴位於人體下腹部，前正中線上，肚臍下 2 橫指處。此穴道是人體任脈上的主要穴道之一。

● 關元

取仰臥的姿勢。關元穴位於下腹部，前正中線上，肚臍下 4 橫指處。此穴是任脈上的主要穴道之一。

● 中極

取仰臥的姿勢。中極穴位於下腹部，前正中線上，肚臍下 6 橫指處。此穴道是人體任脈上的主要穴道之一。

● 歸來

取仰臥的姿勢。歸來穴位於下腹部，中極穴旁開 3 橫指（食指到無名指）處。此穴道是足陽明胃經上的穴道。

● 氣衝

取仰臥的姿勢。氣衝穴位於腹股溝，腹股溝動脈搏動處。此穴道是足陽明胃經上的穴道。

3. 腰背部穴道

● 肩井

取正坐、俯伏或者俯臥的姿勢。肩井穴位於肩上，頸根部與肩峰連線的中點處。此穴是足少陽膽經穴道。

● 天宗

取正坐、俯伏或者俯臥的姿勢。天宗穴位於肩胛部，肩胛骨的中心。此穴是手太陽小腸經的穴道。

● 肩外俞

採用俯臥的姿勢。肩外俞位於背部，第 1 胸椎和第 2 胸椎突起中間向左右各旁開 4 橫指處。此穴是手太陽小腸經穴道。

● 大杼

取穴時通常採用正坐或俯臥姿勢。大杼穴位於背部，第 1 胸椎棘突下，旁開 2 橫指（食指和中指）處。此穴是足太陽膀胱經穴道。

● 風門

取穴時通常採用正坐或俯臥姿勢，風門穴位於背部，第 2 胸椎棘突下，旁開 2 橫指（食指和中指）處。此穴是足太陽膀胱經穴道。

● 肺俞

一般採用正坐或俯臥姿勢。肺俞穴位於背部，第 3 胸椎棘突下，左右旁開 2 橫指處。此穴是足太陽膀胱經穴道。

● 心俞

取穴時一般可以採用正坐或俯臥姿勢。心俞穴位於背部，第 5 胸椎棘突下，左右旁開 2 橫指處。此穴是足太陽膀胱經穴道。

● 膈俞

採用俯臥的姿勢。膈俞穴位於背部，第 7 胸椎棘突下，左右旁開 2 橫指處。此穴是足太陽膀胱經穴道。

● 肝俞

採用俯臥的姿勢。肝俞穴位於背部，第 9 胸椎棘突下，左右旁開 2 橫指處。此穴是足太陽膀胱經穴道。

● 膽俞

採用俯臥的姿勢。膽俞穴位於背部，第 10 胸椎棘突下，左右旁開 2 橫指處。此穴是足太陽膀胱經穴道。

● 脾俞

採用俯臥的姿勢。脾俞穴位於背部，第 11 胸椎棘突下，左右旁開 2 橫指處。此穴是足太陽膀胱經穴道。

● 胃俞

採用俯臥的姿勢。胃俞穴位於背部，第 12 胸椎棘突下，左右旁開 2 橫指處。此穴是足太陽膀胱經穴道。

● 三焦俞

取俯臥姿勢。三焦俞穴位於腰部，第 1 腰椎棘突下，左右旁開 2 橫指處。此穴是足太陽膀胱經穴道。

● 腎俞

採用俯臥的姿勢。腎俞穴位於腰部，第 2 腰椎棘突下，左右旁開 2 橫指處。此穴是足太陽膀胱經穴道。

● 大腸俞

採用俯臥的姿勢。大腸俞穴位於腰部，第 4 腰椎棘突下，左右旁開 2 橫指處。此穴是足太陽膀胱經穴道。

● 關元俞

採用俯臥的姿勢。關元俞穴位於骶部，第 5 腰椎棘突下，左右旁開 2 橫指處。此穴是足太陽膀胱經穴道。

● 膀胱俞

取俯臥的姿勢。膀胱俞穴位於骶部，第 2 骶椎棘突下，左右旁開 2 橫指處。此穴是足太陽膀胱經穴道。

● 胞肓

取俯臥的姿勢。胞肓穴位於臀部，膀胱俞穴外側 2 橫指處。此穴是足太陽膀胱經穴道。

● 志室

取俯臥的姿勢。志室穴位於腰部，在第 2 腰椎棘突下，旁開 4 橫指處。此穴是足太陽膀胱經穴道。

● 命門

取俯臥的姿勢。命門穴位於第 2 腰椎棘突下。此穴是督脈經重要穴道之一。

● 腰陽關

取俯臥的姿勢。腰陽關穴位於第四腰椎棘突下。此穴是督脈經重要穴道之一。

● 上髎

取俯臥的姿勢。上髎穴位於骶部，第 1 骶後孔凹陷中，大腸俞下 3 橫指，正中線旁開 1 橫指處。此穴是足太陽膀胱經穴道。

● 次髎

取俯臥的姿勢。次髎穴位於骶部，第 2 骶後孔凹陷中，上髎穴下 0.5 寸處。此穴是足太陽膀胱經穴道。

- 中髎

取俯臥的姿勢。中髎穴位於骶部，第 3 骶後孔凹陷中，次髎穴下 0.5 寸處。此穴是足太陽膀胱經穴道。

- 下髎

取俯臥的姿勢。下髎穴位於骶部，第 4 骶後孔凹陷中，中髎穴下 0.5 寸處。此穴是足太陽膀胱經穴道。

- 長強

取俯臥的姿勢。長強穴位於尾骨尖下方，約為尾骨尖與肛門的中點處。此穴是督脈經的穴道。

- 腰俞

取俯臥的姿勢。腰俞穴位於骶部，後正中線上，長強穴上 4 橫指的凹陷處。此穴是督脈經的穴道。

- 會陰

取俯臥的姿勢。該穴位於會陰部，男性在陰囊根部與肛門之間，女性在大陰唇後聯合與肛門之間。此穴是任脈經的穴道。

4. 四肢部穴道

- 內關

取仰掌的姿勢。內關穴位於前臂掌側，腕掌橫皺紋的中點向上 3 橫指（食指到無名指）處。此穴是手厥陰心包經上的重要穴道。

● 外關

取俯掌的姿勢。外關穴位於前臂背側，腕背橫皺紋的中點上 3 橫指處，與內關穴相對。此穴是手少陽三焦經上的重要穴道。

● 支溝

取正坐俯掌的姿勢。支溝穴位於腕背橫紋上 4 橫指，橈骨與尺骨之間。此穴是手少陽三焦經穴道。

● 尺澤

取正坐、仰掌並微屈肘的取穴姿勢。尺澤穴位於手臂肘部，取穴時先將手臂上舉，在手臂內側中央處有粗腱，腱的外側即是此穴（或肘橫紋中，肱二頭肌腱的橈側凹陷處）。此穴是手太陰肺經上的穴道。

● 曲池

取正坐、側腕的取穴姿勢。曲池穴位於肘部，尋找穴位時屈肘，橫紋盡處，即肱骨外上髁內緣凹陷處。此穴是手陽明大腸經上的重要穴道。

● 手三里

取正坐、側腕的取穴姿勢。手三里穴位於腕背橫紋橈側端與曲池穴的連線上，曲池穴下 3 橫指處。此穴是手陽明大腸經穴道。

● 列缺

取正坐或仰臥位，微屈肘，側腕掌心相對。列缺穴位於前臂掌面橈側緣，橈骨莖突上方，腕橫紋上 2 橫指處，能感覺到脈搏跳動之處。簡便取穴法：兩手虎口自然平直交叉，一手食指按在另一手橈骨莖突上，指尖下凹陷中即是該穴。此穴是手太陰肺經上的穴道。

● 合谷

讓患者側腕對掌，自然半握拳。合谷穴位於手背，第 1、第 2 掌骨之間，約平第 2 掌骨橈側的中點。簡便取穴法：以一手的拇指指關節橫紋，放在另一手拇、食指之間的指蹼緣上，在拇指指尖下就是該穴。此穴是手陽明大腸經上的重要穴道。

● 太淵

取伸前臂仰掌位。太淵穴位於腕掌橫紋橈側端，橈動脈搏動處。此穴是手太陰肺經上的穴道。

● 孔最

取伸前臂仰掌位。孔最穴位於前臂掌面橈側，在太淵穴與尺澤穴的連線上，肘橫紋下 3 橫指處。此穴是手太陰肺經上的穴道。

● 神門

取正坐仰掌的姿勢。神門穴位於手腕部，腕掌橫紋尺側端，掌根尺側突起後方的凹陷處。此穴是手少陰心經上的穴道。

● 魚際

取正坐仰掌的姿勢。魚際穴位於手掌大魚際部，第一掌骨中點，赤白肉際處。此穴是手太陰肺經上的穴道。

● 少商

取正坐仰掌的姿勢。少商穴位於拇指橈側指甲角旁約 0.1

寸處。此穴是手太陰肺經上的穴道。

● 勞宮

取正坐仰掌的姿勢。勞宮穴位於第 2、第 3 掌骨之間，握拳，中指指尖朝下。此穴是手厥陰心包經的穴道。

● 中衝

取正坐仰掌的姿勢。中衝穴位於中指尖端的中央。此穴是手厥陰心包經的穴道。

● 肩髃

取正坐或側臥的姿勢。肩髃穴位於肩峰前下方，上臂前舉時出現的凹陷處。此穴是手陽明大腸經的穴道。

● 極泉

取正坐，前臂外展位的姿勢。極泉穴位於腋窩頂點，腋動脈搏動處。此穴位於手少陰心經的穴道。

● 環跳

取俯臥位的姿勢。環跳穴位於股外側部，股骨大轉子高點與骶管裂孔連線的外 1/3 與內 2/3 交界處。此穴是足少陽膽經的穴道。

● 風市

取俯臥或側臥位的姿勢。風市穴位於大腿外側正中，直立垂手時，中指尖處。此穴是足少陽膽經的穴道。

● 承扶

取俯臥的姿勢。承扶穴位於大腿後面，站立時臀下橫紋的中點處。此穴是足太陽膀胱經上的主要穴道。

● 殷門

取俯臥的姿勢。殷門穴位於大腿後側中央，臀下橫紋的中點與橫紋的中點之間連線的中點。此穴是足太陽膀胱經上的主要穴道。

● 委中

取俯臥的姿勢。委中穴位於膕橫紋中點，股二頭肌腱與半腱肌腱中間，即膝蓋裏側中央。此穴是足太陽膀胱經的穴道。

● 承山

取俯臥的姿勢。承山穴位於小腿後正中線上，膕橫紋與踝關節跟腱連線的中點。當伸直小腿或足跟上提時，腓腸肌肌腹下出現的尖角凹陷處。此穴是足太陽膀胱經上的重要穴道。

● 血海

取仰臥或正坐、屈膝的姿勢。血海穴位於大腿前面，膝蓋骨內上角上 2 拇指的凹陷處。此穴是足太陰脾經上的穴道。

● 梁丘

取仰臥或正坐、屈膝的姿勢。梁丘穴位於大腿前面，膝蓋骨外上角上 2 拇指的凹陷處。此穴是足陽明胃經上的穴道。

● 膝眼

取正坐或仰臥的姿勢。膝眼穴位於膝蓋骨兩側，取穴時將膝蓋彎成直角時，在髕韌帶內側凹陷為內膝眼；髕韌帶外側凹陷為外膝眼。此穴是經外奇穴。

● 足三里

取仰臥的姿勢。足三里穴位於小腿前外側，外膝眼直下4橫指，脛骨前嵴外緣。此穴是足陽明胃經的穴道。

● 上巨虛

取仰臥的姿勢。上巨虛穴位於足三里穴直下4橫指處。此穴是足陽明胃經的穴道。

● 陽陵泉

患者應側臥或仰臥。陽陵泉穴位於膝蓋斜下方，小腿外側，腓骨小頭前下方凹陷中。此穴是足少陽膽經上的主要穴道。

● 陰陵泉

取正坐或仰臥的姿勢。陰陵泉穴位於小腿內側，膝下脛骨內側凹陷中，與陽陵泉相對。此穴是足太陰脾經上的穴道。

● 三陰交

取正坐或仰臥。三陰交穴位於小腿內側，足內踝高點上3橫指處，脛骨內側面後緣。此穴是足太陰脾經上的重要穴道。

● 懸鐘（絕骨）

取正坐或仰臥的姿勢。小腿外側，外踝高點上4橫指處，腓骨前緣。此穴是足少陽膽經的穴道。

● 解谿

取正坐平放足底或仰臥伸直下肢的姿勢。解谿穴位於小腿與足背交界處的橫紋中央凹陷處。此穴是足陽明胃經上的穴道。

● 復溜

取正坐或者仰臥。復溜穴位於小腿內側，內踝上緣向上3橫指處，跟腱的前緣。此穴是足少陰腎經上的穴道。

● 太谿

取正坐，平放足底或仰臥的姿勢。太谿穴位於足內側，內踝後方，內踝高點與跟腱之間的凹陷處。此穴位是足少陰腎經上的主要穴道。

● 太衝

取正坐或仰臥的姿勢。太衝穴位於足背側，第1、第2跖骨間隙的後方凹陷中。此穴是足厥陰肝經上的重要穴道。

● 崑崙

取正坐或仰臥的姿勢。崑崙穴位於腳外踝後方，在外踝高點與跟腱之間的凹陷中。此穴是足太陽膀胱經上的穴道。

● 公孫

取正坐或仰臥、蹺足的姿勢。公孫穴位於第1跖骨基底部的前下緣的凹陷中。此穴是足太陰脾經的穴道。

● 湧泉

取正坐或仰臥、蹺足的姿勢。湧泉穴位於足底部，蜷腳時足前部凹陷處。此穴是足少陰腎經的穴道。

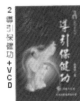

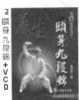

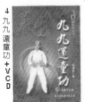

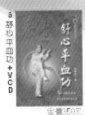

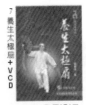

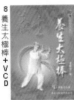

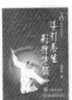

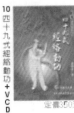

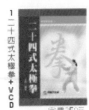

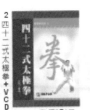

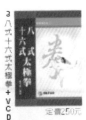

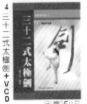

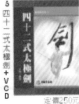

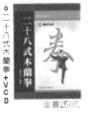

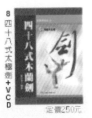

彩色圖解太極武術

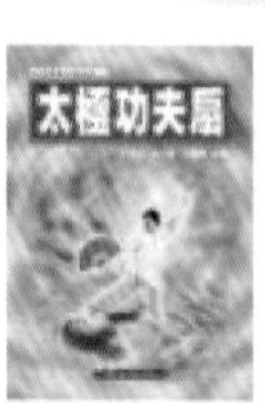

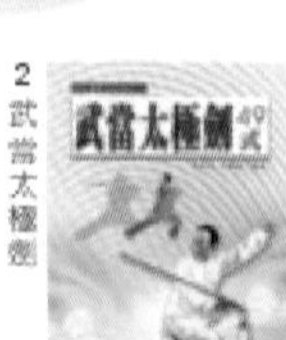
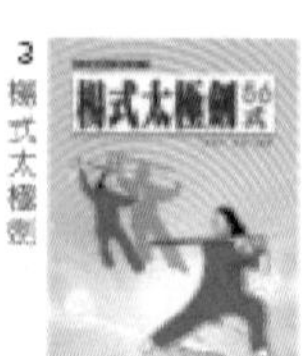
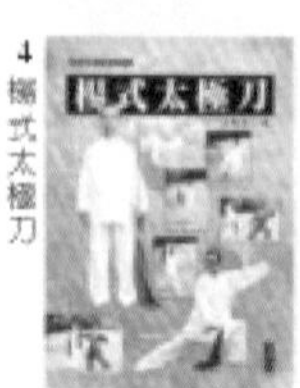
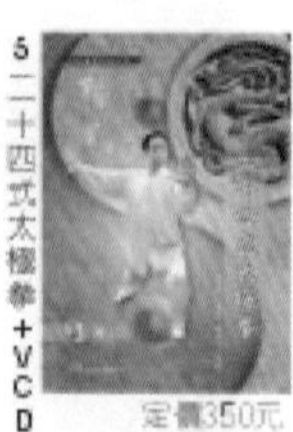

1 太極功夫扇 定價220元

2 武當太極劍 定價220元

3 楊式太極劍 定價220元

4 楊式太極刀 定價220元

5 二十四式太極拳+VCD 定價350元

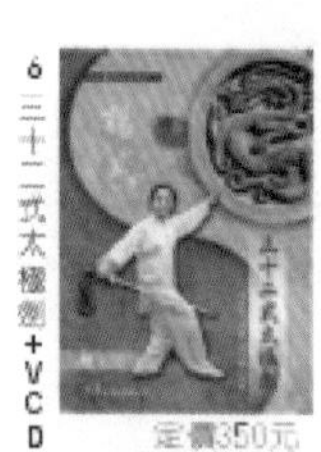
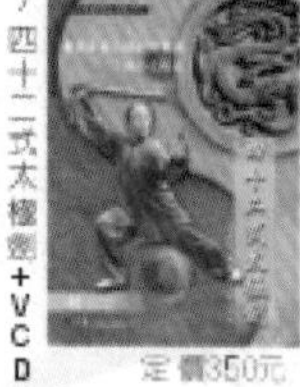
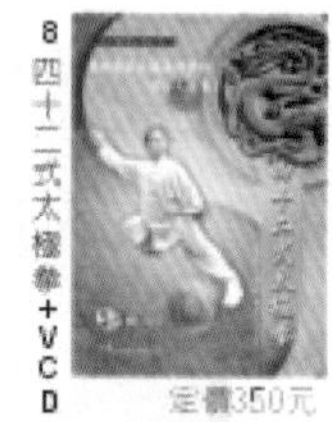
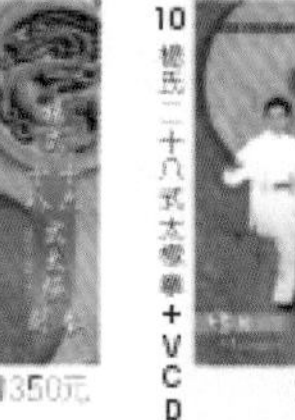
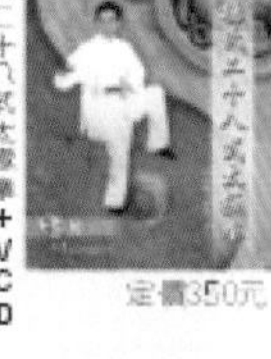

6 三十二式太極劍+VCD 定價350元

7 四十二式太極劍+VCD 定價350元

8 四十二式太極拳+VCD 定價350元

9 楊式十六式太極拳 十八式太極劍 定價350元

10 楊氏二十八式太極拳+VCD 定價350元

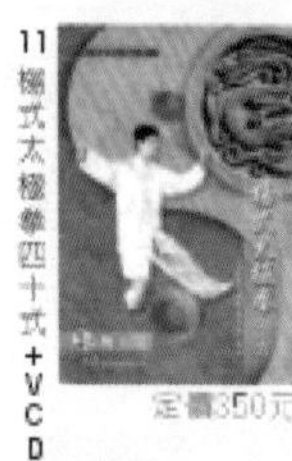
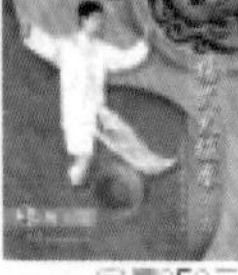
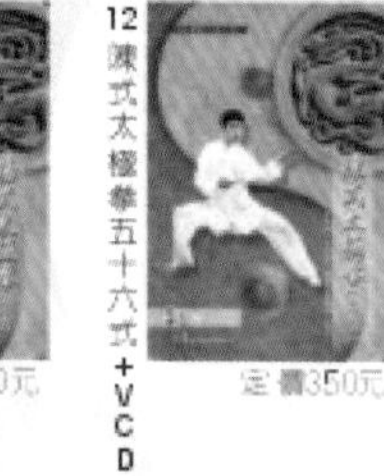
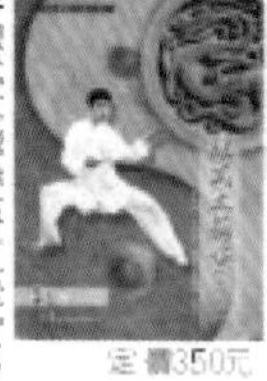
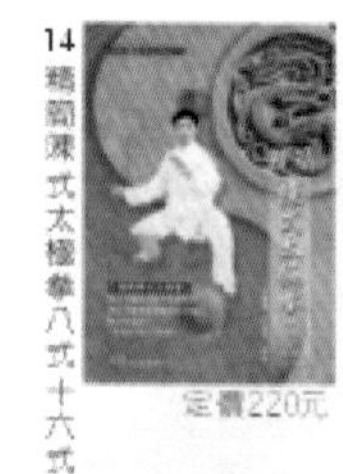
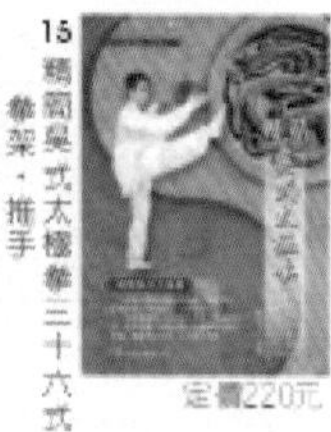
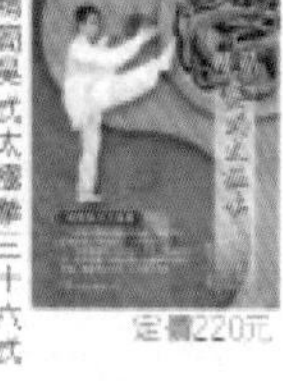

11 楊式太極拳四十式+VCD 定價350元

12 陳式太極拳五十六式+VCD 定價350元

13 吳式太極拳五十六式+VCD 定價350元

14 精簡陳式太極拳八式、十六式 定價220元

15 精簡吳式太極拳三十六式 拳架・推手 定價220元

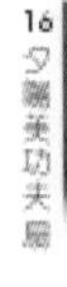
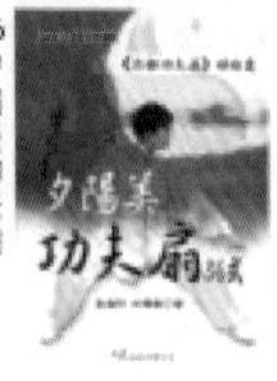
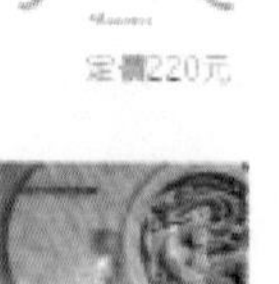
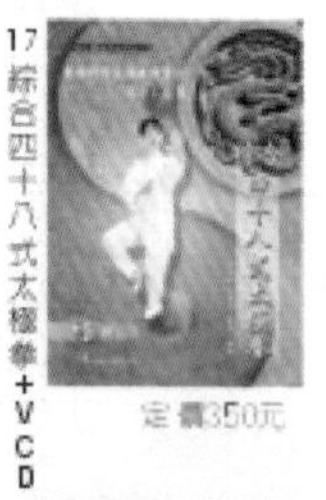
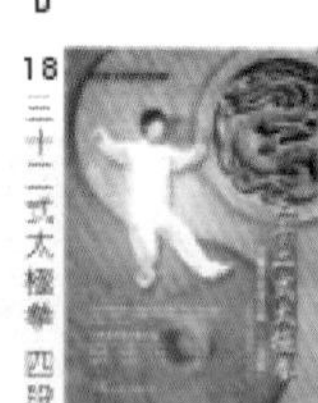
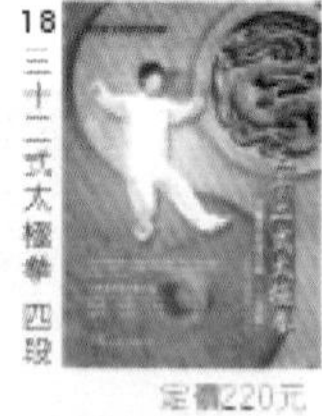
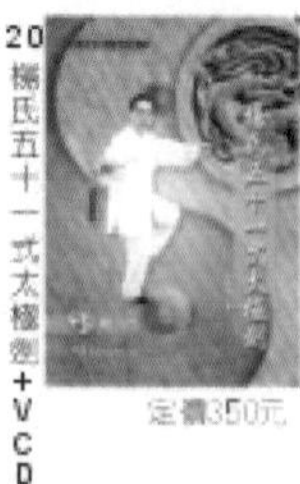

16 夕陽美功夫扇 定價220元

17 綜合四十八式太極拳+VCD 定價350元

18 三十二式太極拳 四段 定價220元

19 楊式三十七式太極拳+VCD 定價350元

20 楊氏五十一式太極劍+VCD 定價350元

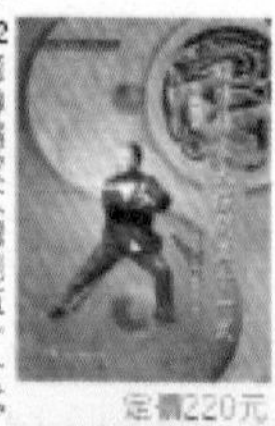

21 嫡傳楊家太極拳精練二十八式 定價220元

22 嫡傳楊家太極劍五十一式 定價220元

23 嫡傳楊家太極刀十三式 定價220元

太極跤

1 太極防身術

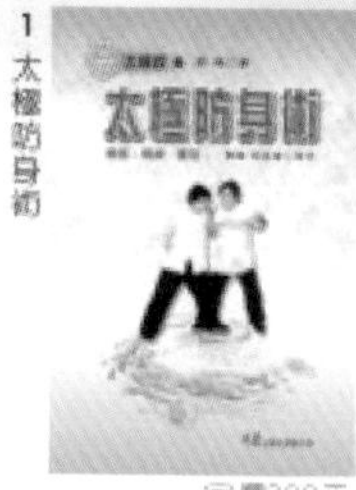

定價300元

2 擒拿術

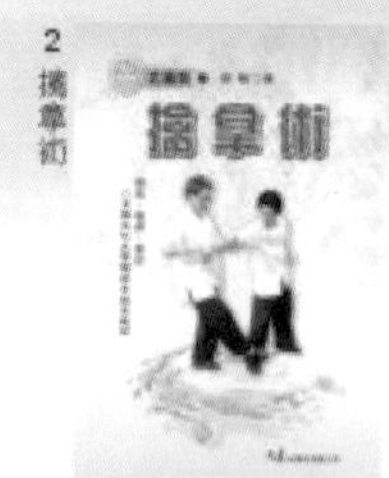

定價280元

3 中國式摔角

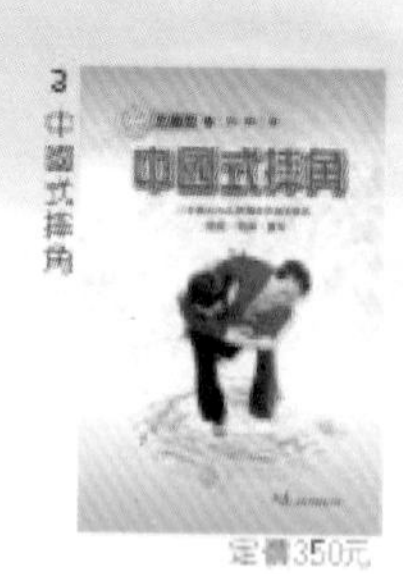

定價350元

簡化太極拳

1 陳式太極拳十三式

定價200元

2 楊式太極拳十三式

定價200元

3 吳式太極拳十三式

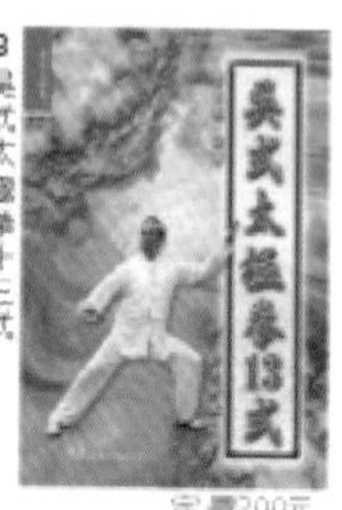

定價200元

4 武式太極拳十三式

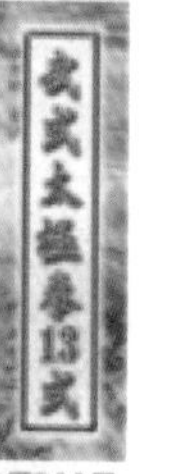

定價200元

5 孫式太極拳十三式

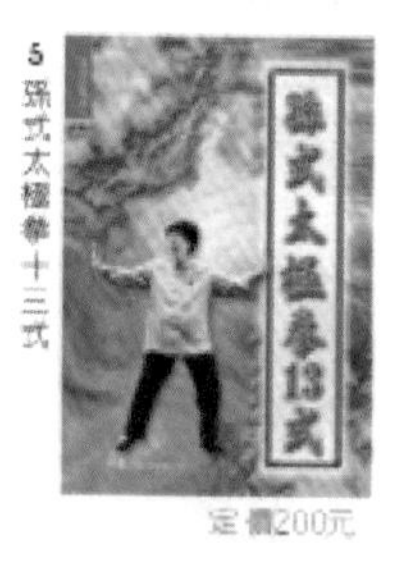

定價200元

6 趙堡太極拳十三式

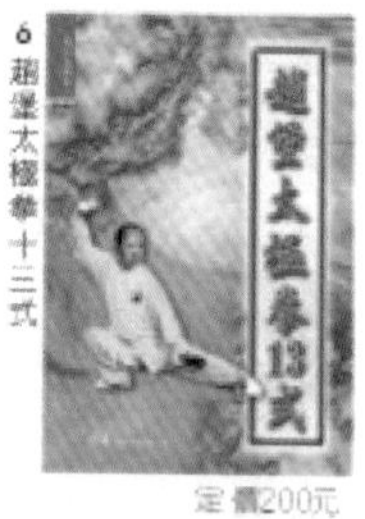

定價200元

原地太極拳

1 原地綜合太極二十四式

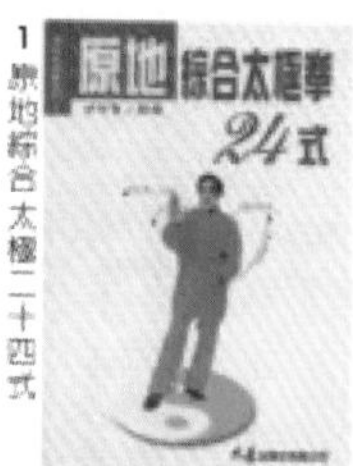

定價220元

2 原地活步太極四十二式

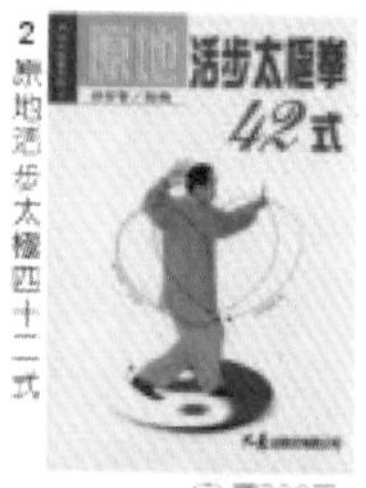

定價200元

3 原地簡化太極拳二十四式

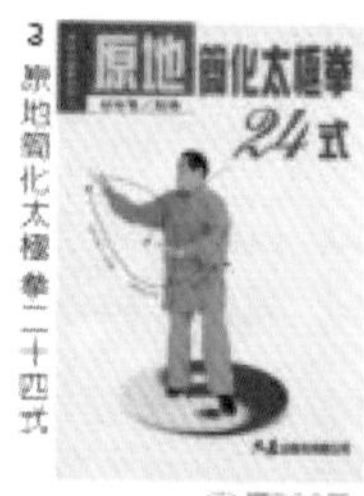

定價200元

4 原地太極拳十二式

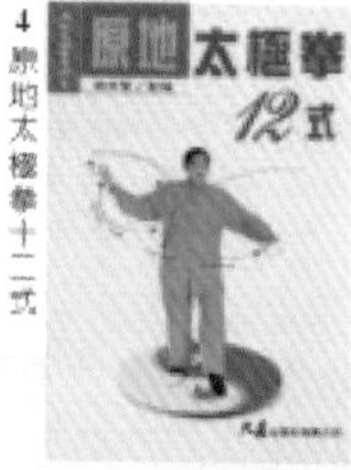

定價200元

5 原地青少年太極拳二十二式

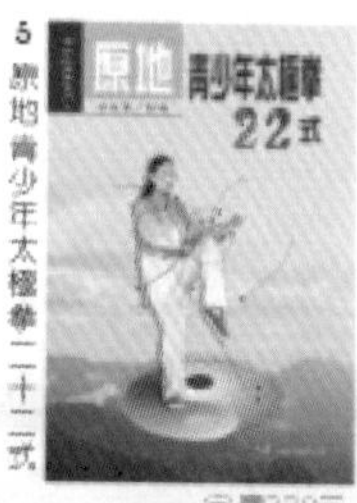

定價220元

6 原地兒童太極拳十捶十六式

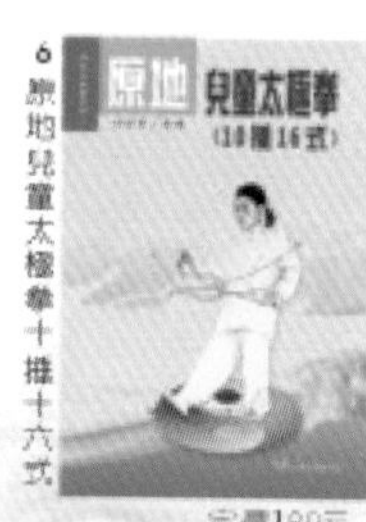

定價180元

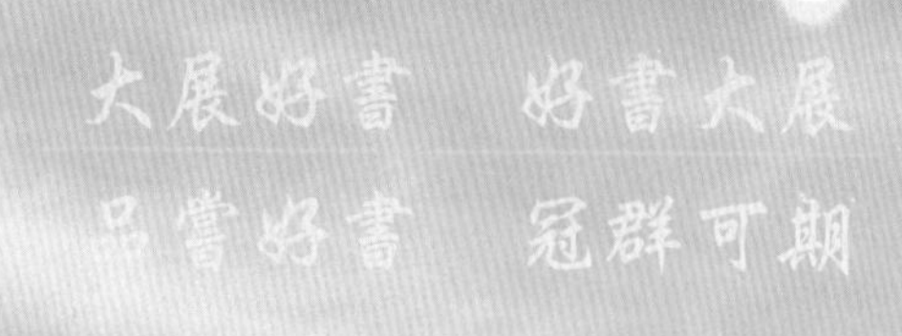
大展好書　好書大展
品嘗好書　冠群可期

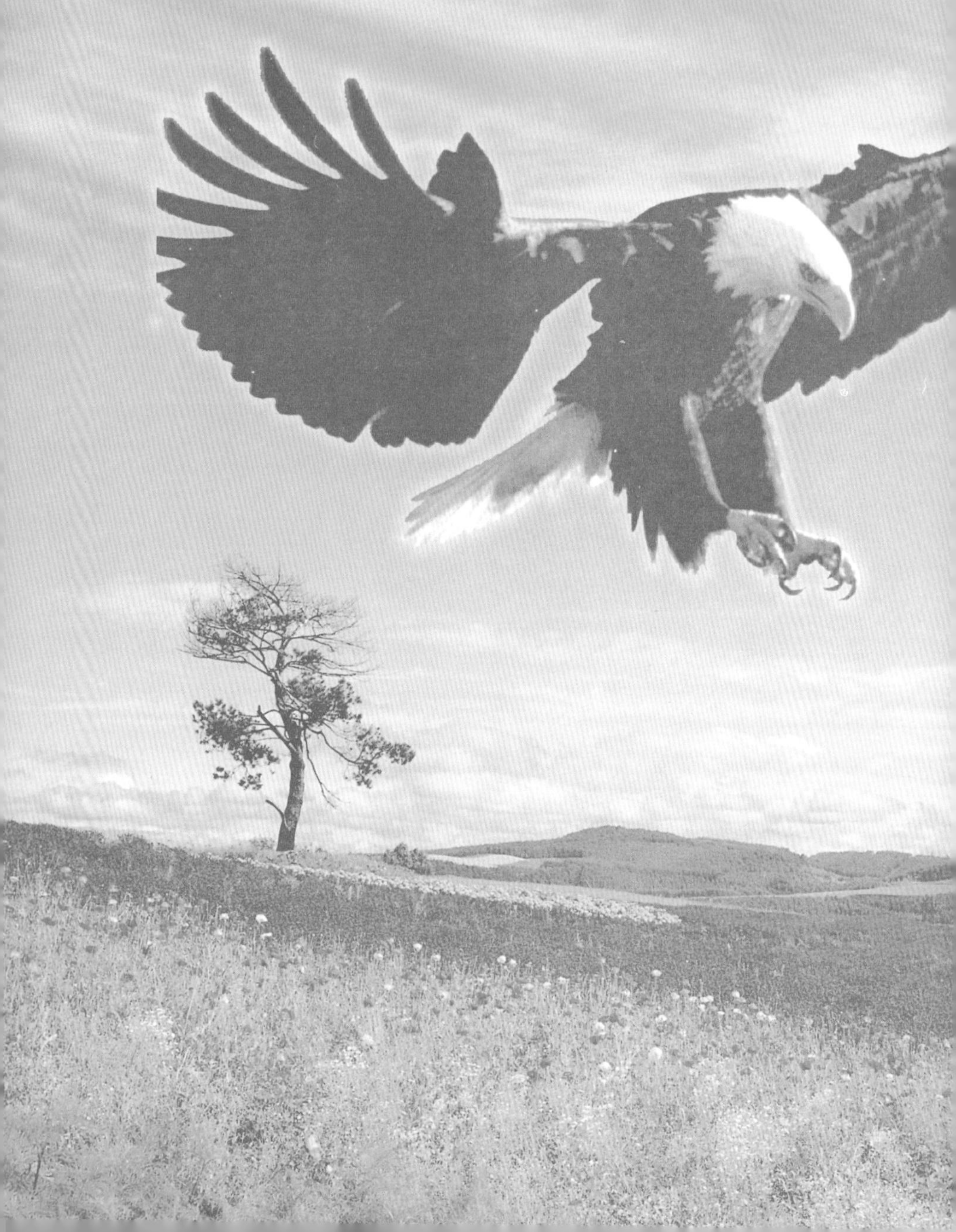